普通高等教育中医药类创新课程"十四五"精品教材

全国高等中医药院校教材

骨伤中成药学

供中医骨伤科学·中药学·中医学·针灸推拿学·
中西医临床医学等专业用

主编

程少丹 肖涟波

副主编

姚广涛 葛 程 陈子珺

主审

施 杞

上海科学技术出版社

图书在版编目（CIP）数据

骨伤中成药学 / 程少丹，肖涟波主编. -- 上海 ：
上海科学技术出版社，2024.6
普通高等教育中医药类创新课程"十四五"精品教材
全国高等中医药院校教材
ISBN 978-7-5478-6587-3

Ⅰ．①骨… Ⅱ．①程… ②肖… Ⅲ．①骨损伤－中成
药－中医学院－教材 Ⅳ．①R287.2

中国国家版本馆CIP数据核字(2024)第067285号

骨伤中成药学

主编　程少丹　肖涟波

上海世纪出版(集团)有限公司
上海 科 学 技 术 出 版 社　出版、发行

（上海市闵行区号景路 159 弄 A 座 9F － 10F）
邮政编码 201101　　www.sstp.cn
常熟市兴达印刷有限公司印刷
开本 787×1092　1/16　印张 8.25
字数 180 千字
2024 年 6 月第 1 版　2024 年 6 月第 1 次印刷
ISBN 978 - 7 - 5478 - 6587 - 3/R · 2991
定价：58.00 元

编委会名单

编写说明

骨伤中成药学是在中医理论指导下,研究与阐述用于治疗骨伤科疾病的中成药的基本理论、组成、剂型、功能主治、药效作用及其临床应用等的一门交叉学科。为适应我国高等医学院校中医骨伤科学等专业教育、教学改革与发展的需求,结合近年来骨伤中成药学的研究成果和中医院校教学实际,以更好地培养中医专业尤其是中医骨伤科学专业研究生的创新能力和临床应用能力,力求体现教材的思想性、时代性、科学性、先进性和实用性,上海中医药大学组织光华临床医学院相关专家进行了本教材的编写。本教材以习近平新时代中国特色社会主义思想为指导,全面落实党的领导,坚持正确政治方向,充分体现马克思主义基本原理和贯穿其中的立场、观点、方法,紧紧围绕立德树人的根本任务,旨在加强整体谋划,全面提升中医骨伤科学专业教书育人水平,努力打造培根铸魂、启智增慧的精品教材和优秀教育教学用书,为培养德、智、体、美、劳全面发展的社会主义建设者和接班人、建设教育强国提供坚实的有力支撑。

本教材丰富了中医骨伤科学专业的教学内容,以实用为主要目的,内容包括绪论和各论。绪论简单扼要介绍了骨伤疾病的基本理论、种类,骨伤中成药的常见剂型及用法。各论基于辨证分类,详细介绍了骨伤科疾病骨折、关节脱位、筋伤、骨病、内伤所用的中成药的药物组成、处方来源、功能主治、临床应用、使用注意及用法用量等内容。所选中成药共134种,以《中华人民共和国药典》收录的为主,以骨折、关节脱位、筋伤、骨病、内伤等骨伤疾病为分类依据,以病统方,并对相应中成药进行辨证归类,适应目前医疗保险关于药物限定使用的规定,并可以指导中医骨伤专业研究生临床对骨伤中成药的应用。本教材将相关文献中报道的中成药的不良反应以"使用注意"专门列出,以加强药品不良反应警示。

本教材的编写注重基础理论与临床实践相结合,注重传统应用与最新研究进展相结合,注重将学生实践能力培养与创新能力培养相结合,注重执业医师资格考试与住院医师规范化培训相结合,适用于全国高等中医药院校中医骨伤科学专业的研究生、"5+3"或"5+4"长学制学生以及本科毕业后的住院医师规范化培训等使用,也可作为"西学中"、中药专业、国家中医药专业技术人员资格考试及其他从事骨伤中成药生产、销售及管理工作者的参考书。

绪论基本理论及骨伤疾病的种类由马迎辉编写,骨伤中成药的常见剂型、用法由陈子珺编写;第一章骨折、关节脱位用中成药,第二章第二节颈椎病,第三章第四节股骨头坏死,第四章内伤用中成药由程少丹编写;第二章第一节急性软组织损伤由姚广涛编写;第二章第三节肩周炎、第五节腰椎间盘突出症,第三章第六节骨与关节结核由肖涟波编写;第二章第四节急性腰扭伤、第八节坐骨神经痛由葛程编写;第二章第六节腰椎管狭窄症由沈军编写,第七节腰肌劳损由庞海莉编写,第九节滑膜炎由冉磊编写;第三章第一节骨性关节病由边艳琴编写,第二节类风湿关节炎由康冰心编写,第三节骨质疏松症由钟声编写,第五节骨髓炎由张洋编写。

本教材主审为国医大师、上海中医药大学终身教授、上海中医药大学附属光华医院骨伤科学术带头人施杞教授。在教材的编写过程中,结合即将在上海中医药大学开设的施杞国医大师骨伤传承班的教学要求,施杞教授给予了耐心细致的专业指导。另外,本教材从立项到出版,得到了上海中医药大学教务处的大力帮助和支持,编委会一并表示衷心感谢。

书中所载犀角、虎骨、豹骨、麝香等国家禁用之品,均以代用品代替。书中所述犀角、虎骨、豹骨、麝香等相关内容仅作为文献参考。

由于本教材是首次编写,因编者水平有限,教材中难免有不足或疏漏之处,希望各位同仁及读者在使用中提出宝贵意见,以便再版时修订提高。

《骨伤中成药学》编委会

2023 年 9 月

目 录

绪 论 / 1

一、基本理论 / 1

（一）皮肉筋骨理论 / 1

（二）气血津液理论 / 1

（三）脏腑经络理论 / 2

二、骨伤疾病的种类 / 2

（一）骨折、关节脱位 / 2

（二）筋伤 / 2

（三）骨病 / 2

（四）内伤 / 2

三、骨伤中成药的常见剂型 / 3

（一）内服中成药剂型 / 3

（二）外用中成药剂型 / 5

（三）注射用中成药剂型 / 6

四、骨伤中成药的用法 / 6

（一）内服法 / 6

（二）外用法 / 7

（三）注射法 / 7

各   论

第一章 骨折、关节脱位用中成药 / 11

第一节 概述 / 11

一、概念 / 11

二、治疗 / 11

（一）一般治疗 / 11

（二）中成药治疗 / 12

第二节 中成药的辨证分类 / 12

一、活血化瘀,消肿止痛类 / 12

二、行气活血,消肿止痛类 / 12

三、祛风化痰,定搐止痉类 / 12

四、活血益气,补益肝肾类 / 12

第三节　中成药 / 13

一、活血化瘀,消肿止痛类 / 13

三花接骨散 / 13

伤科接骨片 / 13

跌打生骨片 / 14

接骨丸 / 15

接骨七厘片(散) / 15

七厘散 / 15

九分散 / 17

正骨水 / 17

止痛紫金丸 / 18

活血止痛散(胶囊) / 18

二、行气活血,消肿止痛类 / 19

正骨紫金丹(丸) / 19

骨折挫伤胶囊 / 19

三、祛风化痰,定搐止痉类 / 20

玉真散(胶囊) / 20

四、活血益气,补益肝肾类 / 20

恒古骨伤愈合剂 / 20

第二章　筋伤用中成药 / 22

第一节　急性软组织损伤 / 22

一、概述 / 22

(一)概念 / 22

(二)治疗 / 22

二、中成药的辨证分类 / 23

(一)消肿散瘀类 / 23

(二)舒筋活络类 / 23

(三)活血行气类 / 23

三、中成药 / 23

(一)消肿散瘀类 / 23

云南白药(散剂、胶囊) / 23

跌打丸 / 25

红药贴膏 / 26

回生第一丹 / 26

沈阳红药胶囊 / 27

麝香舒活精 / 27

骨质宁搽剂 / 28

克伤痛搽剂 / 28

舒康贴膏 / 28

（二）舒筋活络类 / 29

舒筋活血片 / 29

舒筋活血定痛散 / 29

舒筋定痛酒 / 30

舒筋定痛片 / 30

中华跌打丸 / 30

雪上一枝蒿速效止痛搽剂 / 31

麝香祛痛搽剂（气雾剂）/ 32

狗皮膏 / 32

（三）活血行气类 / 32

跌打活血散 / 32

扭伤归胶囊 / 33

第二节　颈椎病 / 33

一、概述 / 33

（一）概念 / 33

（二）治疗 / 33

二、中成药的辨证分类 / 34

（一）活血化瘀，行气止痛类 / 34

（二）温经通络，散风止痛类 / 34

（三）补益肝肾，活血止痛类 / 34

三、中成药 / 34

（一）活血化瘀，行气止痛类 / 34

颈痛颗粒 / 34

颈舒颗粒 / 35

芪麝丸 / 35

龙骨颈椎胶囊（片）/ 36

（二）温经通络，散风止痛类 / 36

颈复康颗粒 / 36

根痛平颗粒（片）/ 37

骨刺消痛液 / 38

骨刺片 / 38

（三）补益肝肾，活血止痛类 / 39

壮骨伸筋胶囊 / 39

颈痛灵胶囊 / 39

第三节　肩周炎 / 40

一、概述 / 40

（一）概念 / 40

（二）治疗 / 40

二、中成药的辨证分类 / 40

（一）活血化瘀类 / 41

（二）祛风除湿类 / 41

（三）益气补血类 / 41

三、中成药 / 41

（一）活血化瘀类 / 41

伸筋片 / 41

肿痛气雾剂（搽剂）/ 42

消痛贴膏 / 42

沉香十七味丸 / 43

雪山金罗汉止痛涂膜剂 / 43

（二）祛风除湿类 / 44

羌黄祛痹颗粒 / 44

祛痹舒肩丸 / 44

镇痛活络酊 / 45

万通筋骨片 / 46

强筋健骨胶囊（片）/ 46

豨莶丸（胶囊）/ 47

复方南星止痛膏 / 48

祖师麻片（凝胶膏）/ 48

三乌胶 / 49

（三）益气补血类 / 49

风湿液 / 49

痹祺胶囊 / 50

第四节　急性腰扭伤 / 51

一、概述 / 51

（一）概念 / 51

（二）治疗 / 51

二、中成药的辨证分类 / 51

（一）活血化瘀，消肿止痛类 / 51

（二）化瘀行气，祛风除湿类 / 52

（三）补肾活血，强筋止痛类 / 52

三、中成药 / 52

（一）活血化瘀，消肿止痛类 / 52

五虎散（丸、片） / 52

祛伤消肿酊 / 52

风痛灵 / 53

外用万应膏 / 53

（二）化瘀行气，祛风除湿类 / 54

双虎肿痛宁搽剂 / 54

跌打镇痛膏 / 54

（三）补肾活血，强筋止痛类 / 55

舒筋活血丸（片） / 55

腰痛丸（片） / 55

第五节　腰椎间盘突出症 / 56

一、概述 / 56

（一）概念 / 56

（二）治疗 / 56

二、中成药的辨证分类 / 56

（一）祛风散寒，温经止痛类 / 56

（二）清热祛湿，通络止痛类 / 56

（三）活血益气，补益肝肾类 / 57

三、中成药 / 57

（一）祛风散寒，温经止痛类 / 57

腰痛宁胶囊 / 57

盘龙七片 / 58

骨痛灵酊 / 58

（二）清热祛湿，通络止痛类 / 59

二妙丸 / 59

（三）活血益气，补益肝肾类 / 60

独活寄生合剂（丸） / 60

金乌骨通胶囊 / 60

第六节　腰椎管狭窄症 / 61

一、概述 / 61

（一）概念 / 61

（二）治疗 / 61

二、中成药的辨证分类 / 62

（一）益气化瘀，活血通络类 / 62

（二）温经通络，散风止痛类 / 62

（三）活血益气，补益肝肾类 / 62

三、中成药 / 62

（一）益气化瘀，活血通络类 / 62

丹鹿通督片 / 62

（二）温经通络，散风止痛类 / 63

腰痹通胶囊 / 63

（三）活血益气，补益肝肾类 / 63

独活寄生合剂（丸） / 63

第七节　腰肌劳损 / 64

一、概述 / 64

（一）概念 / 64

（二）治疗 / 64

二、中成药的辨证分类 / 64

（一）活血化瘀，消肿止痛类 / 64

（二）养血舒筋，祛风除湿类 / 64

（三）补益肝肾，理气止痛类 / 65

（四）补肾活血，强筋止痛类 / 65

三、中成药 / 65

（一）活血化瘀，消肿止痛类 / 65

盘龙七片 / 65

红茴香注射液 / 65

骨友灵搽剂 / 66

（二）养血舒筋，祛风除湿类 / 66

独活寄生合剂（丸） / 66

腰椎痹痛丸 / 66

痹祺胶囊 / 67

（三）补益肝肾，理气止痛类 / 67

壮骨关节丸（胶囊） / 67

（四）补肾活血，强筋止痛类 / 68

复方补骨脂颗粒 / 68

骨仙片 / 68

腰痛片（丸） / 68

益肾补骨液 / 69

壮腰健肾口服液（丸） / 69

第八节　坐骨神经痛 / 70

一、概述 / 70

（一）概念 / 70

（二）治疗 / 70

二、中成药的辨证分类 / 70

（一）舒筋通络，活血消肿类 / 70

（二）除湿通络，活血止痛类 / 71

（三）舒筋活络，祛风止痛类 / 71

三、中成药 / 71

（一）舒筋通络，活血消肿类 / 71

壮腰消痛液 / 71

伸筋丹胶囊 / 71

安络痛胶囊 / 72

（二）除湿通络，活血止痛类 / 72

木瓜丸 / 72

追风舒经活血片 / 73

复方夏天无片 / 73

（三）舒筋活络，祛风止痛类 / 74

汉桃叶片 / 74

野木瓜片（颗粒） / 75

第九节　滑膜炎 / 75

一、概述 / 75

（一）概念 / 75

（二）治疗 / 76

二、中成药的辨证分类 / 76

（一）活血化瘀，消肿止痛类 / 76

（二）清热利湿，行气活血类 / 76

（三）祛风除湿，消肿止痛类 / 76

三、中成药 / 76

（一）活血化瘀，消肿止痛类 / 76

七厘散 / 76

独一味胶囊（片） / 76

活血止痛散（胶囊） / 77

（二）清热利湿，行气活血类 / 78

滑膜炎颗粒 / 78

（三）祛风除湿，消肿止痛类 / 78

正清风痛宁注射液 / 78

第三章　骨病用中成药 / 80

第一节　骨性关节病 / 80

一、概述 / 80

（一）概念 / 80

（二）治疗 / 80

二、中成药的辨证分类 / 81

（一）温经通络，散寒止痛类 / 81

（二）补肝益肾，活血化瘀类 / 81

三、中成药 / 81

（一）温经通络，散寒止痛类 / 81

骨刺消痛液 / 81

骨刺片 / 81

通络祛痛膏 / 81

筋骨痛消丸 / 82

（二）补益肝肾，活血化瘀类 / 83

抗骨增生丸（胶囊）/ 83

藤黄健骨丸（胶囊）/ 83

穿龙骨刺片（胶囊）/ 84

舒筋止痛酊 / 84

第二节　类风湿关节炎 / 84

一、概述 / 84

（一）概念 / 84

（二）治疗 / 85

二、中成药的辨证分类 / 85

（一）祛风散寒，通痹止痛类 / 85

（二）疏散风热，通痹止痛类 / 85

（三）补益气血，通痹止痛类 / 85

（四）补益肝肾，通痹止痛类 / 85

三、中成药 / 85

（一）祛风散寒，通痹止痛类 / 85

大活络丸（胶囊）/ 85

小活络丸（片）/ 86

风湿骨痛胶囊 / 87

追风透骨丸（胶囊、片）/ 87

寒湿痹颗粒（片）/ 88

寒痛乐熨剂 / 88

正清风痛宁注射液 / 89

复方夏天无片 / 89

风湿痛药酒 / 89

伤湿止痛膏 / 90

代温灸膏 / 90

伸筋活络丸 / 91

(二)疏散风热,通痹止痛类 / 91

雷公藤片 / 91

豨桐丸(胶囊) / 92

雪山金罗汉止痛涂膜剂 / 92

(三)补益气血,通痹止痛类 / 92

痹祺胶囊 / 92

(四)补益肝肾,通痹止痛类 / 92

尪痹颗粒(片、胶囊) / 92

风湿液 / 93

益肾蠲痹丸 / 93

第三节　骨质疏松症 / 94

一、概述 / 94

(一)概念 / 94

(二)治疗 / 94

二、中成药的辨证分类 / 94

(一)滋补肝肾,填精壮骨类 / 94

(二)温补脾肾,强筋健骨类 / 95

(三)补肾强骨,活血化瘀类 / 95

三、中成药 / 95

(一)滋补肝肾,填精壮骨类 / 95

仙灵骨葆胶囊(片) / 95

(二)温补脾肾,强筋健骨类 / 96

金天格胶囊 / 96

(三)补肾强骨,活血化瘀类 / 96

强骨胶囊 / 96

骨疏康颗粒(胶囊) / 97

青娥丸 / 97

第四节　股骨头坏死 / 98

一、概述 / 98

(一)概念 / 98

(二)治疗 / 98

二、中成药的辨证分类 / 98

（一）活血化瘀，消肿止痛类 / 98

（二）活血益气，补益肝肾类 / 98

三、中成药 / 99

（一）活血化瘀，消肿止痛类 / 99

健骨生丸 / 99

通络生骨胶囊 / 99

（二）活血益气，补益肝肾类 / 100

仙灵骨葆胶囊（片）/ 100

恒古骨伤愈合剂 / 100

青娥丸 / 100

第五节　骨髓炎 / 100

一、概述 / 100

（一）概念 / 100

（二）治疗 / 100

二、中成药的辨证分类 / 101

（一）清热解毒类 / 101

（二）补益气血类 / 101

（三）补益肝肾类 / 101

三、中成药 / 101

（一）清热解毒类 / 101

抗骨髓炎片 / 101

（二）补益气血类 / 102

八珍丸 / 102

（三）补益肝肾类 / 102

右归丸 / 102

恒古骨伤愈合剂 / 103

第六节　骨与关节结核 / 103

一、概述 / 103

（一）概念 / 103

（二）治疗 / 103

二、中成药的辨证分类 / 104

（一）滋阴补肾类 / 104

（二）活血散瘀类 / 104

（三）活血壮骨类 / 104

三、中成药 / 104

（一）滋阴补肾类 / 104

结核丸 / 104

（二）活血散瘀类 / 105

散结灵胶囊 / 105

（三）活血壮骨类 / 105

骨痨敌注射液 / 105

第四章　内伤用中成药 / 107

第一节　脑震荡概述 / 107

一、概念 / 107

二、治疗 / 108

第二节　脑震荡用中成药的辨证分类 / 108

一、活血化瘀,舒经活络类 / 108

二、补益肝肾,理气止痛类 / 108

第三节　脑震荡用中成药 / 109

一、活血化瘀,舒经活络类 / 109

脑震宁颗粒 / 109

消栓颗粒 / 109

七十味珍珠丸 / 110

清脑复神液 / 110

头痛定糖浆 / 111

二、补益肝肾,理气止痛类 / 111

抑眩宁胶囊 / 111

主要参考书目 / 113

绪　论

骨伤中成药学是在中医理论指导下,研究与阐述用于治疗骨伤科疾病的中成药的基本理论、组成、剂型、功能主治、药效作用及其临床应用等的一门交叉学科。它是中医药学的新发展,骨伤中成药在临床得到了广泛的使用。

一、基本理论

人体是由皮肉、筋骨、脏腑、经络、气血与津液等共同组成的一个有机整体,人体生命活动主要是脏腑功能的反映,脏腑功能的物质基础是气血、津液。骨伤病的发生和发展与皮肉筋骨、脏腑经络、气血津液等都有密切的关系。骨伤疾患多由于皮肉筋骨损伤而引起气血瘀滞,经络阻塞,津液亏损,或瘀血邪毒由表入里,而导致脏腑不和,亦可由于脏腑不和,由里达表,引起经络、气血、津液病变,导致皮肉筋骨病损。明代薛已在《正体类要》序文指出:"肢体损于外,则气血伤于内,营卫有所不贯,脏腑由之不和。"说明人体的皮肉筋骨在遭受到外力的损伤时,可进而影响到体内,引起气血、营卫、脏腑等一系列的功能紊乱,外伤与内损、局部与整体之间是相互作用、相互影响的。因此,在骨伤的辨证论治过程中,均应从整体观念加以分析,既要辨治局部皮肉筋骨的外伤,又要对外伤引起的气血、津液、脏腑、经络功能的病理、生理变化加以综合分析,这样才能正确认识损伤的本质和病理现象的因果关系。这种局部与整体的统一观,是中医骨伤科治疗损伤疾患的原则之一。

(一) 皮肉筋骨理论

皮肉为人之外壁,内充卫气,人之卫外者,全赖卫气。筋连属关节,络缀形体,主司关节运动。骨的作用,不但为立身之主干,还内藏精髓。肢体的运动,有赖于筋骨,而筋骨离不开气血的温煦滋养,气血化生,濡养充足,筋骨功能才可劲强;筋骨又是肝、肾的外合,肝血充盈,肾精充足,则筋劲骨强。骨伤病的发生,或破其皮肉,或气血瘀滞,逆于肉理而致皮肉濡养缺乏,引起肢体痿弱、麻木不仁或功能障碍。凡跌打损伤,筋每首当其冲,受伤机会最多。在治疗骨折、关节脱位时都应考虑筋伤的因素。慢性的劳损,亦可导致筋的损伤。

(二) 气血津液理论

气血运行于全身,周流不息,外而充养皮肉筋骨,内则灌溉五脏六腑,维持着人体正常生命活动。损伤与气血的关系十分密切,当人体受到外力伤害后,常导致气血运行紊乱而产生一系列的病理改变。人体一切伤病的发生、发展无不与气血有关。津液是人体内一切正常水液的总称,主要是指体液而言。津和液都是体内正常水液,两者之间可互相转化,故并称津液,有充盈空窍,滑利关节,润泽皮肤、肌肉、筋膜、软骨,濡养脑髓和骨髓作用。损伤而致血瘀时,由于积瘀生热,热邪灼伤津液,可使津液出现一时性消耗过多,而使滋润作用不能很好发挥。损伤而致津液亏损时,气亦随之受损。故骨伤科疾病的诊治首重气血。

(三)脏腑经络理论

脏腑是化生气血、通调经络、营养皮肉筋骨、主持人体生命活动的主要器官。经络是运行全身气血、联络脏腑肢节、沟通上下内外、调节体内各部分功能活动的通路。不同的体表组织由不同的内脏分别主宰。脏腑发生病变,必然会通过它的有关经络反映在体表;而位于体表的组织的病变,同样可以影响其所属的脏腑,出现功能紊乱。肝藏血,主筋,肝血充盈,筋得所养,活动自如;肝血不足,筋的功能就会发生障碍。肾主骨,藏精气,精生骨髓,骨髓充实,则骨骼坚强;脾主肌肉,人体的肌肉依赖脾胃化生气血,以资濡养。这都说明人体内脏与筋骨气血的相互联系。肌体损伤后势必造成脏腑生理功能紊乱,并出现一系列病理变化。

二、骨伤疾病的种类

(一)骨折、关节脱位

骨的完整性或连续性遭到破坏,称之为骨折。凡构成关节的骨端关节面脱离正常位置,引起关节功能障碍者,称为关节脱位。骨折或关节脱位多数均有外力作用,会伤及周围神经与血管。骨折和关节脱位是骨伤科常见的疾病,中医骨伤科在骨折、关节脱位的诊断与治疗方面积累了丰富的经验。在骨折、关节脱位基础治疗的同时,骨伤中成药治疗上遵循损伤的三期辨证用药。

(二)筋伤

筋伤是指人体的肌肉、筋络及关节周围组织等受到损伤,也称为软组织损伤。一般多由于扭转、牵拉、跌仆、撞击等暴力,使四肢、胸背等皮下组织,如肌肉、肌腱及韧带等软组织受到损伤,可分为急性和慢性两种。急性软组织损伤又可分为挫伤和扭伤,主要病理变化是皮下出血、浆液渗出或肌腱断裂。慢性软组织损伤主要是指慢性劳损或由急性软组织损伤迁延而来,其主要病理变化是局部组织充血、渗出、肥厚、粘连,继而引起代谢障碍、细胞变性、钙化、挛缩等变化。用于筋伤治疗的中成药较多,在确定急性和慢性筋伤情况之后,根据辨证结果,选用合适的中成药。

(三)骨病

骨病是多种骨与关节病的总称,是骨伤科疾病中最常见的一类疾病。骨病包括退行性关节病(常见的如骨性关节病)、非化脓性炎性关节病(常见的如类风湿关节炎等)、代谢性骨病(常见的如骨质疏松症等)、缺血性骨坏死症(常见的如股骨头坏死等)、骨与关节化脓性感染(常见的如骨髓炎等)、骨与关节结核等。由于骨病发生的复杂性,因此用于骨病治疗的中成药具有特殊性和针对性,比如用于骨髓炎和骨与关节结核的中成药,仅用于该类疾病的治疗,而不像其他骨伤中成药,只要辨证结果一致,即可异病同治,用同样的骨伤中成药治疗不同的骨伤科疾病。

(四)内伤

凡暴力引起人体内部气血、经络、脏腑受损或功能紊乱,而产生一系列症状者,统称内伤。

皮肉筋骨的损伤可伤及气血,引起脏腑、经络功能紊乱,出现各种损伤证候。骨伤科的内伤与中医内科的内伤有着根本区别。骨伤科的内伤必须由外力损伤引起,而中医内科的内伤则是由七情、六欲、劳倦、饮食等原因所致。骨伤科内伤主要包括颅脑部内伤、胸部内伤和腹部内伤。鉴于内伤多属于危急重症,目前多属急救范畴,本书主要介绍比较轻微的颅脑部内伤——脑震荡用中成药。

三、骨伤中成药的常见剂型

(一) 内服中成药剂型

1. 丸剂

(1) 概念:丸剂是指药材细粉或药材提取物加适宜的黏合剂或其他辅料制成的球形或类球形制剂。

(2) 特点:丸剂是中药最古老的剂型之一,中药丸剂具有服用方便以及生产设备简单、制作方法简便等特点,特别适用于治疗慢性疾病和作为营养调理的药物。但是,也有服用量较大、小儿吞服困难、生物利用度低等缺点。

(3) 分类:按制备方法不同,丸剂可分为塑制丸、泛制丸和滴制丸等;按制备时使用的黏合剂及大小不同,又可分蜜丸、水丸、水蜜丸、糊丸、蜡丸、浓缩丸和微丸等类型。

2. 散剂

(1) 概念:散剂是指一种或多种药物混合而制成的粉末状制剂。

(2) 特点:散剂具有制法简单、易于分散、奏效快、剂量可随意增减、运输携带方便等特点。但由于药物粉碎后表面积加大,故其臭味、刺激性、吸湿性及化学活性也相应增加,使部分药物易起变化,挥发性成分易散失。所以一些腐蚀性强及易吸潮变质的药物,不宜制成散剂。

(3) 分类:按使用方法不同,可分为口服散剂和外用散剂。

3. 煎膏剂

(1) 概念:煎膏剂是指药材用水煎煮,取煎煮液浓缩,加炼蜜或糖(或转化糖)制成的半流体制剂。

(2) 特点:煎膏剂多以滋补为主,兼有缓和的治疗作用,是中医滋补、延缓衰老、治疗慢性病的传统剂型之一。具有体积小、稳定性好、较易保存、口感好、服用方便等优点。

(3) 分类:根据稠度分为干浸膏、浸膏、流浸膏剂。加糖的称为"糖膏",加蜜的称为"蜜膏"。

4. 丹剂

(1) 概念:丹剂指含有汞、硫磺等矿物,经过加热升华提炼而成的一种化合制剂。

(2) 特点:丹剂具有服用剂量小、作用大、含矿物质之特点。

(3) 分类:按使用方法不同,可分为内服丹剂和外用丹剂。

5. 片剂

(1) 概念:片剂是指药材提取物、药材提取物加药材细粉或药材细粉与适宜辅料混匀压制而成的片状制剂,有圆形、椭圆形或其他形状。中药片剂已成为品种多、产量大、用途广、服用和贮存方便、质量稳定的主要中药剂型。

(2) 特点:剂量准确,因片内药物均匀、含量差异小;质量稳定,服用、携带、贮藏等较方便;生产机械化、自动化程度高,产量大,成本低;品种丰富,能满足医疗、预防用药的多种不同需求。但片剂也有不少缺点：儿童和昏迷患者等服用困难；某些中药片剂易引湿受潮；含挥发性成分的片剂，贮存日久，其成分含量会下降；处方和制备工艺设计不当或贮藏不当，会影响片剂的崩解、吸收和疗效发挥。

（3）分类：中药片剂按照其原料特征可分为提纯片、全粉末片、全浸膏片、半浸膏片。按照用途、用法的不同还可分为口服片剂（包括普通片、包衣片、多层片、咀嚼片、溶液片、泡腾片、分散片等）、口腔用片剂（包括口含片、舌下片等）和其他途径使用的片剂（如阴道片、植入片等）。

6. 胶囊剂

（1）概念：胶囊剂是指将药物装于空心硬质胶囊中或密封于弹性软质胶囊中而制成的固体制剂。

（2）特点：胶囊剂可掩盖药物的不良臭味；提高药物的生物利用度；提高药物稳定性；延缓药物的释放和实现定位释药；使液体药物固体剂型化。

（3）分类：胶囊剂可分为硬胶囊剂和软胶囊剂。此外，还有根据特殊用途命名的肠溶胶囊剂等。硬胶囊剂系将药物及适当的辅料（也可不加辅料）制成均匀的粉末或颗粒，填装于空心硬胶囊中制成。软胶囊剂系将液体药物（或药材提取物）或固体药物溶于或混悬于适当液体辅料中，然后用适宜方法封闭于软胶囊中而制成的一种圆形或椭圆形制剂。适用于含有挥发性成分的中药。

7. 颗粒剂

（1）概念：颗粒剂是指药材的提取物与适宜的辅料或药材细粉制成的干燥颗粒状制剂，主要供口服应用。

（2）特点：中药颗粒剂是在中药汤剂的基础上发展起来的固体剂型，既可保持汤剂吸收快、作用迅速的特点，又可以克服汤剂煎煮不便、服用量大、易霉变等缺点。因此，颗粒剂因其质量较小，服用、携带、贮存、运输均较方便而成为临床广泛应用的剂型。

（3）分类：根据颗粒剂在水中的溶解性能，可以将其分为水溶性颗粒剂、酒溶性颗粒剂、混悬性颗粒剂和泡腾性颗粒剂等。水溶性颗粒剂加水后应能完全溶解，呈澄清溶液，无焦屑等杂质。酒溶性颗粒剂所含有效成分及所加辅料应能溶于白酒，通常可加糖或其他可溶性矫味剂；应用时加入一定量的饮用白酒即溶解成为澄清的药酒，可替代药酒服用。混悬性颗粒剂是将处方中部分药材提取制成稠膏，其余药材碎成极细粉加入制成的颗粒剂，用水冲后不能全部溶解，而成混悬性液体；粉料药物通常兼有赋形剂作用。泡腾性颗粒剂是利用有机酸与弱碱遇水作用产生二氧化碳气体，使药液产生气泡，呈泡腾状态的颗粒剂，由于酸与碱中和反应产生二氧化碳，使颗粒迅速崩解，具有速溶性。同时，二氧化碳溶于水后呈酸性，能刺激味蕾，因而可以达到矫味的作用，若再配以芳香剂和甜味剂等，可以得到碳酸饮料的风味。另外，还有制成块状的颗粒剂。

8. 合剂和口服液剂

（1）概念：中药合剂是指药材用水或其他溶剂，采用适宜的方法提取，经浓缩制成的内服液体制剂。单剂量包装者又称"口服液"。

（2）特点：中药合剂与口服液是在汤剂的基础上改进和发展起来的中药剂型。其特点是：能综合浸出药材中的多种有效成分，保证制剂的综合疗效；吸收快，奏效迅速；经浓缩工艺，服用量减少，且可加入矫味剂，口感好，易为患者接受；成品中多加入适宜的防腐剂，并经灭菌处理，密封包装，质量稳定；若单剂量包装，则携带、保存和服用更方便。但中药合剂不能随证加减,制作过程中常用乙醇等精制处理,必要时成品中亦可含有适量的乙醇,故不能替代汤剂。

9. 药酒与酊剂

(1)概念:药酒又名酒剂,是指药材用蒸馏酒浸提制得的澄清液体剂型。酊剂是指药品用规定浓度的乙醇浸出或溶解而制得的澄清液体剂型,亦可用流浸膏稀释制成。

(2)特点:酒甘辛大热,能散寒、通血脉、行药势,含微量酯类、醛类、酸类等成分,是一种较好的提取溶剂,可溶解药材中的多种成分,因此药酒适用于治疗风寒湿痹,但孕妇、心脏病及高血压患者、儿童不宜服用。酊剂以乙醇为溶剂,含药量较高,服用剂量小,易于保存。但因乙醇本身具有一定药理作用,故其应用受到一定限制。

(二)外用中成药剂型

1. 软膏剂

(1)概念:软膏剂是指药物、药材细粉、药材提取物与适宜的基质混合制成的半固体外用制剂。软膏剂常用的基质可分为油脂性基质、乳剂型基质和水溶性基质,其中乳剂型基质制成的软膏亦称乳膏剂。

(2)特点:软膏剂多用于慢性皮肤病,对皮肤、黏膜起保护、润滑和局部治疗作用,急性损伤的皮肤不能使用软膏剂。软膏剂中的药物通过透皮吸收,也可产生全身治疗作用。

(3)分类:按分散系统,可分为溶液型、混悬型和乳剂型;按药物作用的深度,可分为局限在皮肤表面作用、透过表皮在皮肤内发挥作用以及穿透真皮而吸收入体循环发挥全身作用的软膏剂。

2. 橡胶膏剂

(1)概念:橡胶膏剂是指药材提取物、药物与橡胶等基质混匀后,涂布于布上的一种外用制剂。

(2)特点:橡胶膏剂黏着力强,无须预热可直接贴用;不污染衣物,携带方便;有保护伤口及防止皲裂等作用。

(3)分类:橡胶膏剂有两种类型,不含药的如橡皮膏(胶布),含药的如伤湿止痛膏。

3. 黑膏药

(1)概念:黑膏药是指药材、食用植物油与红丹炼制成膏料,滩涂于裱褙材料上制成的供皮肤贴敷的外用制剂。

(2)特点:黑膏药一般为黑褐色的坚韧固体,应乌黑光亮,油润细腻,老嫩适度,滩涂均匀,无红斑,无飞边缺口,加温后能粘贴于皮肤上且不易移动。用前须烘热,软化后贴于皮肤上,发挥局部或全身治疗作用。

4. 巴布剂

(1)概念:巴布剂是指药材提取物、药物与适宜的亲水性基质混匀后,涂布于裱褙材料上制得的外用剂型。巴布剂与橡胶膏剂、膏药均属硬膏剂,应用相似。

(2)特点:载药量大,尤其适合中药浸膏;与皮肤生物相容性好,透气,耐汗,无致敏、刺激性;药物释放性能好,能提高皮肤的水化作用,有利于药物的透皮吸收;使用方便,不污染衣物;反复贴敷,仍能保持原有黏性。

5. 气雾剂

(1)概念:气雾剂是指药材提取物或药物细粉与适宜的抛射剂装在具有特制阀门系统的耐压严封容器中,使用时借助抛射剂产生的压力将药物从容器中喷出的剂型。

（2）特点：药物可直达吸收或作用部位，奏效迅速；药物严封于密闭容器，避免与外界接触，不易被微生物污染，提高了药物的稳定性；使用方便，用药剂量较准确；喷雾给药可减少局部涂药的疼痛与感染，同时避免了胃肠道给药的副作用。但是，气雾剂的包装需耐压容器和阀门系统，制备需冷却和罐装的特殊机器设备，生产成本较高；而且作为抛射剂的氟氯烷烃类化合物的使用，对环境有一定的破坏作用。

（3）分类：可将气雾剂分为溶液型、混悬型和乳剂型。气雾剂可经呼吸道、腔道黏膜或皮肤等发挥局部或全身作用。

6. 贴剂

（1）概念：贴剂是指粘贴在皮肤上，药物可产生全身或局部作用的一种薄片状制剂。该制剂有背衬层、药物贮库层、粘贴层及临用前需除去的保护层。贴剂可用于完整皮肤表面，也可用于有疾患或不完整的皮肤表面。其中用于完整皮肤表面，能将药物输送透过皮肤进入血液循环系统的贴剂，称为透皮贴剂。

（2）特点：贴剂的优点在于去除了肝脏的首过清除效应，避免了药物化学与生物效应对于胃肠道的刺激，降低或避免副作用的发生，而且由于药物的靶向性较好，药物的使用剂量也大为减少，患者使用也较方便。

7. 栓剂

（1）概念：栓剂是指药材提取物或药粉与适宜基质制成的供腔道给药的固体剂型。

（2）特点：栓剂不仅可起到局部治疗作用，有些栓剂还可通过直肠吸收起全身治疗作用，并且直肠给药时药物不经肝肠循环，避免了药物的首过效应，同时也可避免药物对脏腑的毒副作用。其形状与大小因施用腔道不同而异。

（3）分类：通常所说的栓剂，一般是指肛门栓，此外，尚有阴道栓、尿道栓、耳用栓等。

（三）注射用中成药剂型

（1）概念：注射剂指药物制成的供注入人体内的灭菌溶液、乳浊液和混悬液，以及供临用前配成溶液或混悬液的无菌粉末或浓缩液。

（2）特点：药效迅速，作用可靠；适用于不宜口服给药的药物或不能口服给药的患者；可使某些药物发挥定位、定向的局部作用。但是，中药注射剂也有给药不方便、注射时疼痛、质量要求高及制造过程比较复杂等缺点。近年来，中药注射剂得到了快速发展，但其临床不良反应问题也日益突出，得到越来越多的关注。

（3）分类：注射剂主要有溶液型注射液、混悬型注射剂、乳剂型注射剂以及注射用粉剂。

四、骨伤中成药的用法

（一）内服法

1. 直接口服　液体中成药如口服液、糖浆剂、露剂、药酒、膏滋等中成药可直接口服。药酒、膏滋等亦可加入少量温开水冲服。

2. 送服　俗称吞服，即用温开水或其他液体药引将中成药送服体内，如丸剂、散剂、片剂、胶囊剂等；体积较大的蜜丸可先嚼碎后饮水吞服。

3. 冲服　用温开水冲化、搅匀后饮服，如颗粒剂类、膏滋类及不习惯直接吞服散剂者，均可用此法,但是加水要适量。

4. 调服　吞咽困难的患者及小儿服用散剂、丸剂、片剂,可用糖水或乳剂将药调成糊状后服用。

5. 含化　将药物含于口中,缓缓溶解后咽下;或含舌下,可经过舌黏膜下的小血管迅速吸收,直接进入血液循环而发挥作用。

6. 烊化冲服　胶类可用开水或黄酒炖化后服用,黄酒有矫味、缓腻的作用。

7. 泡服　茶剂、袋泡剂用开水泡饮用。

(二) 外用法

1. 涂擦　将患处洗净后,将药物均匀地搽在病灶局部,外用软膏、油剂、水剂如骨质宁搽剂、克伤痛搽剂等用此法。

2. 撒布　患处洗净后,将药物均匀地撒布其上,再用膏药或消毒纱布盖好固定。外用散剂、丹剂如云南白药等用此法。

3. 调敷　将外用散剂用水或其他液体辅料调成糊状敷布患处,垫油纸后用纱布固定。常用液体辅料有茶水、酒、醋、蜂蜜、花椒油、麻油、菜籽油等。用茶水、醋调敷的中成药如如意金黄散,有助于消肿解毒;白酒调敷九分散,有助于活血止痛;花椒油调敷四圣散、青蛤散,有助于燥湿止痒;蜂蜜、麻油、菜油调敷药物,取其滋润不易变干。

4. 吹布　用红棉散吹耳治疗内耳流脓,用前须将消毒棉签搅洗干净;用锡类散、西瓜霜、冰硼散、双料喉风散吹布咽喉,治疗咽喉肿痛。此外,一些醒脑开窍的急救药,常用少许吹入鼻中,刺激取嚏,如行军散、通关散等。

5. 塞入　栓剂、外用片剂采取塞入阴道或肛门内治疗阴道炎、痔疮等,如蛇床子外用片、肛泰栓等。

6. 熨　如坎离砂加米醋拌匀,用棉垫或毛巾包好,待发热后熨患处。

7. 灸　将艾条点燃后熏烤患处。

(三) 注射法

1. 皮内注射法　皮内注射法是将少量药液或生物制品注射于表皮和真皮之间的方法。
2. 皮下注射法　皮下注射法是将少量药液或生物制品注入皮下组织的方法。
3. 肌内注射法　肌内注射法是将一定量药液注入肌肉组织内的方法。
4. 静脉注射法　静脉注射法是自静脉注入药液的方法。
5. 穴位注射法　穴位注射法是将一定量药液注入穴位的方法。

【课程思政】

(一) 增强文化自信

骨伤科疾病是人类最早认识和处理的疾病之一。中华民族在同骨伤科疾病做斗争的过程中积累了丰富的中医药经验。骨伤科中成药是中医药的重要组成部分,是由我国历代骨伤科医家经过千百年临床实践,总结出来的有疗效的方剂加工而成的,其历史悠久,源远流长。骨伤中成药作为我国重要的医疗卫生资源,与西药优势互补,相互促进,共同维护和增进人民健康,已经成为中国特色医药卫生事业的重要特征和显著优势。

随着我国综合国力的提升,相关中成药研发单位生产出了越来越多的中成药,也有越来越多的中成药走出了国门。而对具有特色的骨伤中成药进行系统性整理,编写成教材,对中医药走向世界和中国传统文化"走出去"具有重要意义。相信,随着中华民族伟大复兴的进程,"中国的必定是世界的""中国的中成药也必将成为世界的中成药",定能成为我们中医人的文化自信。

(二)促进中医药产业发展

近年来,国家陆续出台了《中医药发展战略规划纲要(2016—2030 年)》《中国的中医药》白皮书、《"健康中国 2030"规划纲要》《中华人民共和国中医药法》,发展中医药已经明确列为国家战略,中医药产业将成为国民经济重要支柱之一,面对新的机遇和挑战,中成药事业必将进一步提高和发展,中成药的独特优势将会进一步得到发挥,对人类健康做出更大的贡献。中成药具有不需煎煮、可随身携带、使用方便、副作用小、价格相对低廉等优势,临床使用中成药对于节约医疗费用、促进中医药产业发展具有重要意义。比如本教材介绍的具有显著地方特色的骨伤中成药——云南白药、沈阳红药、西藏消痛贴膏等在临床发挥卓越疗效的同时,更是引领了当地中医药产业的发展。

希望通过对本教材的学习,能够进一步加深学生对中国传统医药的认识和理解,培养学生遵从古意、勇于创新、发展中药、弘扬中国传统文化、助力国家发展的创新观。

思 考 题

1. 骨伤科内服中成药的剂型有哪些?
2. 骨伤科中成药的外用方法有哪些?

各 论

第一章
骨折、关节脱位用中成药

导学

1. 熟悉骨折、关节脱位用中成药的辨证分类。
2. 掌握伤科接骨片、七厘散的临床应用。
3. 了解骨折、关节脱位的概念及一般治疗。

骨折、关节脱位是人体受到外力伤害后比较严重的表现，是骨伤科领域常见的疾病。中成药治疗具有重要作用。

第一节　概　述

一、概念

骨折是指由于外力的作用破坏了骨的完整性和连续性。关节脱位是指因损伤或疾病造成骨关节面相对正常位置发生改变，出现关节功能障碍。两者均可出现疼痛和压痛、局部肿胀、功能障碍和功能丧失。骨折具有畸形、异常活动、骨擦音三大特殊症状。关节脱位具有关节畸形、关节窝空虚、弹性固定三大特殊症状。

二、治疗

(一) 一般治疗

对骨折脱位治疗的最终目的是使受伤肢体最大限度地恢复功能。因此，在治疗中，其复位、固定、功能锻炼这三个基本原则十分重要。

1. 复位　是将发生移位的骨折断端或关节面重新恢复正常或接近原有解剖关系，以重新恢复骨骼和关节功能。复位的方法有闭合复位和手术复位。

2. 固定　复位后要采用不同的方法将关节和骨折端固定在稳定的位置，使其逐渐愈合。

3. 功能锻炼　通过受伤肢体肌肉收缩，增加周围组织的血液循环，消除肿胀，防止肌肉萎缩，通过主动或被动活动未被固定的关节，防止关节粘连、关节囊挛缩、肌肉萎缩等，使受伤肢体的功能尽快恢复到正常状态。

（二）中成药治疗

一般骨折、关节脱位根据病情分为三期辨证论治，可据辨证选取适宜的中成药治疗。

1. 初期　由于筋骨脉络的损伤，血离经脉，瘀积不散，气血凝滞，经络受阻，故治宜活血化瘀，消肿止痛，行气活血，补气摄血为主。

2. 中期　此期肿胀逐渐消退，疼痛明显减轻，但瘀肿虽消而未尽，骨尚未连接，故治宜接骨续筋，和营止痛，舒筋活络为主。

3. 后期　早期、中期调动了整体脏腑气血功能，为使脏腑气血平和，后期治宜壮筋骨，养气血，健脾胃，补肝肾为主。

第二节　中成药的辨证分类

骨折脱位中成药的常见辨证分类如下。

一、活血化瘀，消肿止痛类

骨折、关节脱位后 1～2 周内，由于骨断筋伤，气滞血瘀，局部肿痛明显，苔黄，脉洪大而数。治宜活血化瘀，消肿止痛。

常用中成药：三花接骨散、伤科接骨片、跌打生骨片、接骨丸、接骨七厘片（散）、七厘散、九分散、正骨水、止痛紫金丸、活血止痛散（胶囊）。

二、行气活血，消肿止痛类

骨折后气滞血瘀，局部肿痛，无里实热证者及有里实热证但因某种禁忌不能攻下者，治宜行气活血，消肿止痛。

常用中成药：正骨紫金丹（丸）、骨折挫伤胶囊。

三、祛风化痰，定搐止痉类

骨折、关节脱位后气血逆乱或伴发头部损伤，导致痰风内盛，表现出抽搐、痉挛、牙关紧闭等危重症。治宜祛风化痰，定搐止痉。

常用中成药：玉真散（胶囊）。

四、活血益气，补益肝肾类

骨折、关节脱位后期，年老体虚、筋骨微弱、肢体关节屈伸不利、骨折延迟愈合、骨质疏松等肝肾亏虚者，苔薄白，脉沉细，乃气血肝肾亏虚。治宜活血益气，补益肝肾。

常用中成药：恒古骨伤愈合剂。

第三节　中　成　药

一、活血化瘀，消肿止痛类

三 花 接 骨 散

【药物组成】　三七、西红花、当归、川芎、血竭、桂枝、大黄、地龙、马钱子粉、自然铜（煅）、土鳖虫、续断、牛膝、骨碎补（烫）、木香、沉香、冰片、白芷。

【处方来源】　国药准字 Z10950013。

【功能与主治】　活血化瘀，消肿止痛，接骨续筋。用于骨折筋伤，瘀血肿痛等。

【临床应用】

（1）骨折：三花接骨散具有促进成骨细胞生长以及促进骨折愈合的作用。临床研究表明，三花接骨散对新鲜骨折患者具有消除肿胀、缓解疼痛的作用，且用药4～6周后可促进患者骨痂的形成，促进骨折愈合。糖尿病患者代谢发生异常，发生骨折后愈合困难，三花接骨散可显著升高糖尿病骨折患者血清骨钙素水平，促进骨折愈合。

（2）筋膜间室综合征：筋膜间室综合征是骨折的常见并发症之一，也是骨伤科临床上的常见病，如处理不及时可导致肌肉坏死、神经麻痹、肢体残废，甚至可造成肾功能衰竭，导致死亡。三花接骨散具有改善微循环的作用，筋膜间室综合征在行切开减张术治疗的同时，给予口服三花接骨散治疗，可提高疗效。

【使用注意】

（1）本品含马钱子制剂，不宜超量服用。

（2）孕妇禁用。

（3）个别患者用后出现稀便，不妨碍用药。

【用法与用量】　口服，一次5g，一日2次。14日为1个疗程，可连续服用2个疗程。

伤 科 接 骨 片

【药物组成】　红花、土鳖虫、朱砂、马钱子粉、炙没药、三七、海星、炙鸡骨、冰片、自然铜（煅）、炙乳香、甜瓜子。

【处方来源】　国药准字 Z21021461。

【功能与主治】　活血化瘀，消肿止痛，舒筋壮骨。用于跌打损伤，闪腰岔气，伤筋动骨，瘀血肿痛，损伤红肿等症。

【临床应用】

（1）骨折：伤科接骨片具有促进骨折愈合的作用，对各种骨折均能有效治疗。临床研究表明，伤科接骨片可用于骨折并发软组织损伤，有效减轻组织出血、水肿及炎性细胞浸润，改善局部微循环，降低局部组织张力，有效吸收炎症介质，以达到消肿止痛的效果。伤科接骨片与阿仑膦酸钠联合用于老年性骨质疏松骨折，可有效改善患者临床症状，促进患者康复。

（2）急性腰扭伤：伤科接骨片具有活血化瘀、消肿止痛的作用，可治疗因挑担负重、搬物屏气所致急性腰扭伤、胸胁迸伤，症见腰痛，甚则累及下肢，活动受限或胸胁胀痛，痛呈走窜，胸闷气急，呼吸、说话时有牵掣痛。

（3）踝关节损伤：踝关节因其解剖结构的特殊性，损伤后治疗较为困难，如治疗不当将严重影响行走功能。踝关节损伤以外侧副韧带损伤为主，表现为局部韧带等组织挫伤或扭伤，毛细血管断裂出血，皮下瘀血。伤科接骨片联合中药熏洗治疗可以有效促进踝关节外侧副韧带损伤患者组织修复，消肿，并缓解疼痛。

（4）慢性腰肌劳损：伤科接骨片可降低慢性腰肌劳损患者视觉模拟评分，缓解腰部疼痛症状，促进患者康复。

（5）腰椎间盘突出症：有伤科接骨片口服治疗腰椎间盘突出症的报道。

（6）颈椎病：有伤科接骨片配合牵引、推拿疗法治疗颈椎病的报道。

（7）肩周炎：有伤科接骨片联合维生素 B_1 治疗肩周炎的临床报道。

（8）儿童股骨头缺血性坏死：儿童股骨头缺血性坏死，又称为 Legg - Calve - Perthes 病，其自然病程 18～36 个月，多数造成不同程度的畸形，一般病情越重，致畸率越高。尽可能及早发现、及早治疗，防止向重型过渡是治疗的重点。临床有伤科接骨片治疗儿童股骨头缺血性坏死的报道。

（9）膝关节创伤性滑膜炎：有伤科接骨片研末外敷，治疗膝关节创伤性滑膜炎的临床报道。

（10）肘部损伤后神经功能障碍：肘部损伤的骨折脱位，常并发神经损伤，常在骨折脱位复位后，留有不同程度的运动功能障碍和感觉障碍。有运用伤科接骨片与补阳还五汤加味，治疗肘部损伤后神经功能障碍的报道。

（11）带状疱疹神经痛：带状疱疹以皮肤红斑、灼热刺痛及带状、串珠样或簇集疱疹为主要特征。伤科接骨片可有效治疗带状疱疹引起的神经疼痛，并减少后遗神经痛的发生。

【使用注意】

（1）孕妇忌服。

（2）10 岁以下儿童禁服。

（3）本品不可随意增加服量。

（4）骨折患者需经复位后使用。

【用法与用量】　口服，成人一次 4 片，10～14 岁儿童一次 3 片，一日 3 次，以温开水或温黄酒送服。

跌 打 生 骨 片

【药物组成】　战骨、肿节风、延胡索、自然铜、丹参、牛膝、杜仲。

【处方来源】　国药准字 Z20090284。

【功能与主治】　活血祛瘀，消肿止痛，强筋健骨。用于骨折。

【临床应用】　骨折：跌打生骨片具有改善微循环、抗炎镇痛的作用，治疗骨折，可以改善血液流变学、抗炎消肿，对新骨生长具有明显的促进作用。

【使用注意】

（1）骨折早期整复、有效固定后再服药。

（2）孕妇忌服。

【用法与用量】　口服，一次 5 片，一日 1 次。

接 骨 丸

【药物组成】 甜瓜子、土鳖虫、自然铜（煅醋淬）、地龙、郁金、马钱子粉、桂枝、续断。

【处方来源】 国药准字 Z22020499。

【功能与主治】 活血散瘀，消肿止痛。用于跌打损伤，青紫肿痛，闪腰岔气，筋断骨折，瘀血作痛。

【临床应用】 骨折：接骨丸具有抗炎镇痛和促进骨折愈合的作用。治疗骨折，可以促进骨痂形成，有效提高治疗效果，缩短骨折愈合时间。

【使用注意】

（1）孕妇忌服。

（2）骨折、脱臼应先行复位，再用药物治疗。

（3）本品含马钱子粉，有毒，应按量服用，不能多服久服。过量使用可引起肢体颤抖、惊厥、呼吸困难，甚至昏迷。如出现中毒症状，应立即停药并采取相应急救措施。

【用法与用量】 口服，一次 3 g，一日 2 次。

接骨七厘片（散）

【药物组成】 乳香（炒）、没药（炒）、当归、土鳖虫、骨碎补（烫）、硼砂、龙血竭、自然铜（煅）、大黄（酒炒）。

【处方来源】 国药准字 Z43020061。

【功能与主治】 活血化瘀，接骨止痛。用于跌打损伤，闪腰岔气，骨折筋伤，瘀血肿痛。

【临床应用】

（1）四肢骨折：接骨七厘片具有抗炎镇痛、促进骨折愈合的作用。治疗四肢骨折，能加速骨痂形成，促进骨折的愈合。联合手术切开内固定治疗骨质疏松性桡骨远端骨折，可有效促进患者的术后愈合。联合恒古骨伤愈合剂在促进桡骨远端骨折愈合的同时，能明显改善患者腕关节功能。联合带锁髓内钉治疗胫腓骨骨折，可减轻术后疼痛，促进骨折愈合，缩短住院时间。临床也有接骨七厘片联合骨肽注射液治疗四肢骨折的报道。

（2）股骨头坏死：临床有接骨七厘片治疗股骨头坏死的报道。

（3）胫腓骨下段骨折延迟愈合：临床有接骨七厘片治疗胫腓骨下段骨折延迟愈合的报道。

【使用注意】

（1）孕妇忌服。

（2）有接骨七厘片联合虎力散治疗肋骨骨折导致严重肝损害 1 例的报道。在应用中，应避免与同类中成药联合应用。

（3）有接骨七厘片致下消化道出血 8 例的报道，表明接骨七厘片配伍和剂量上可能有致肠道出血的因素存在。有消化道出血症状时需对症处理，并减小剂量或停用。

（4）有接骨七厘片引起过敏性休克 1 例的报道。过敏体质者慎用。

【用法与用量】 口服，一次 5 片，一日 2 次，温开水或黄酒送服。

七 厘 散

【药物组成】 血竭、制乳香、制没药、红花、儿茶、冰片、麝香、朱砂。

【处方来源】 《中国药典》2020年版第一部。

【功能与主治】 化瘀消肿,止痛止血。用于跌扑损伤,血瘀疼痛,外伤出血。

【临床应用】

(1)骨折:七厘散具有抗炎镇痛、促进骨折愈合的作用。有临床报道,石膏外固定后七厘散内服治疗桡骨小头骨折,消肿止痛效果良好,骨折愈合满意。

(2)软组织损伤:七厘散具有改善血流变的作用,可用于治疗由外伤、扭伤、挫伤等软组织损伤所致伤处肿胀疼痛,青紫,活动受限。有临床报道七厘散结合高压氧治疗急性期手外伤亦取得了较好的效果;七厘散外敷加红外线疗法治疗急性扭挫伤以及七厘散加针刺治疗踝关节扭伤,效果满意。有临床报道,七厘散外敷治疗肋软骨炎、腱鞘囊肿,均取得了较满意的疗效。

(3)手足创伤术后疼痛:七厘散具有良好的镇痛、抗炎作用。有临床报道:七厘散对手足创伤手术后疼痛的治疗,效果满意;在足踇外翻畸形的微创术后恢复中亦有所应用。

(4)膝关节创伤性滑膜炎:有七厘散治疗膝关节创伤性滑膜炎的临床报道。

(5)膝骨关节炎:有七厘散结合针灸推拿治疗膝骨关节炎的临床报道。

(6)髋膝关节置换术后深静脉血栓形成:七厘散具有改善血流变的作用,可用于髋膝关节置换术后深静脉血栓形成的治疗。

(7)带状疱疹:七厘散内外兼用治疗带状疱疹效果满意。亦有报道,口服七厘散加外涂紫金锭治疗带状疱疹及七厘散单用以及合益气活血汤治疗带状疱疹后遗神经痛,效果满意。肾移植术后带状疱疹病毒感染的发生率约10%,多为复发性感染,尤其术后1年左右常见。亦有七厘散治疗肾移植术后并发带状疱疹的报道。

(8)压疮:七厘散可通过抗炎,促进皮肤细胞增殖和分泌,促进创面愈合而治疗压疮。对比研究发现,七厘散治疗压疮优于利福平。有报道七厘散治疗Ⅲ期压疮,效果满意;青黛、七厘散交替使用及生姜、茶油外敷,治疗压疮疗效显著。

(9)静脉炎:输液后,静脉炎是一种常见并发症,主要症状是输液后出现局部血管疼痛、肿胀、微热,可触及质硬的索状物,压痛阳性。静脉化疗是治疗恶性肿瘤的重要手段之一。由于化疗药物多为细胞毒性药物,对血管刺激性强,加之反复多次静脉穿刺,容易引发化疗性静脉炎。文献报道,化疗性静脉炎的发生率高达84%。七厘散外敷治疗化疗性静脉炎疗效满意。亦有报道,七厘散加地塞米松治疗胺碘酮所致静脉炎疗效可靠。

(10)痔疮:有七厘散治疗痔疮的临床报道。

(11)子宫内膜异位症:七厘散对痛经、月经不调、肛门坠胀痛、性交痛等Ⅰ期子宫内膜异位症症状有改善作用。

(12)其他:临床有七厘散治疗水痘、经皮冠状动脉腔内成形术后再狭窄以及小儿肺炎等的报道。

【使用注意】

(1)本品含有麝香、冰片,芳香走窜,孕妇禁用。

(2)骨折、脱位者,宜手法复位后,再应用。

(3)本品含朱砂,不宜过量、长期服用。

(4)肝、肾功能不全者慎用。

(5)方中含有乳香、没药,饭后服用可减轻胃肠反应。

(6)皮肤过敏者不宜外用。

【用法与用量】　口服，一次 1～1.5 g，一日 1～3 次；外用，调敷患处。

九　分　散

【药物组成】　马钱子粉、麻黄、制乳香、制没药。

【处方来源】　《中国药典》2020 年版第一部。

【功能与主治】　活血散瘀，消肿止痛。用于跌扑损伤，瘀血肿痛。

【临床应用】

（1）骨折：九分散具有很好的抗炎镇痛作用，对消除骨折引起的局部肿痛具有较好的作用。

（2）肩周炎：九分散外敷对改善肩关节脱位、肱骨骨折等固定时间过久引起的外伤型肩周炎（肩关节粘连）的疼痛及功能受限具有作用。

（3）类风湿关节炎：九分散配合雷公藤多苷片可缩短类风湿关节炎患者晨僵时间和 20 米步行时间，减少关节肿痛。

【使用注意】

（1）本品含毒性药物，不可过量，久用。服用本品若出现口唇麻木等现象，应立即停药。

（2）小儿及体弱者、运动员、心脏病及高血压者慎用。

（3）破伤出血者不可外敷。

（4）孕妇禁用。

【用法与用量】　口服，一次 2.5 g，一日 1 次，饭后服用；外用，创伤青肿未破者，以酒调敷患处。

正　骨　水

【药物组成】　九龙川、木香、海风藤、土鳖虫、豆豉姜、猪牙皂、香加皮、莪术、买麻藤、过江龙、香樟、徐长卿、降香、两面针、碎骨木、羊耳菊、虎杖、五味藤、千斤拔、朱砂根、横经席、穿壁风、鹰不扑、草乌、薄荷脑、樟脑。

【处方来源】　《中国药典》2020 年版第一部。

【功能与主治】　活血祛瘀，舒筋活络，消肿止痛。用于跌打扭伤，骨折脱位以及体育运动前后消除疲劳。

【临床应用】

（1）骨折：正骨水可以增加毛细血管通透性，抑制炎症细胞因子的分泌，促进吞噬细胞的吞噬作用；引起细胞膜电位发生变化，刺激血管舒张，血流增快，局部和细胞内外离子浓度下降，促进血肿吸收，组织退肿，进而减轻疼痛，对骨折造成的局部肿痛具有较好的治疗作用。有报道，正骨水外涂可以减轻老年科雷氏骨折患者的疼痛和肿胀程度，促进骨折部位骨痂的形成。

（2）肩周炎：临床有正骨水配合针灸治疗肩周炎的报道。

（3）冻疮：正骨水单用和正骨水合中华跌打丸治疗冻疮，均取得了较好的疗效。

（4）静滴氯化钾引起的局部疼痛：正骨水可减轻静滴含钾溶液引起的局部疼痛。

（5）化疗外渗后疼痛：正骨水能有效减轻患者化疗外渗后的疼痛，提高生活质量。

【使用注意】

（1）骨折、脱位者，需手法整复后使用。

（2）本品为外用药，忌内服。

（3）不能搽入伤口。

（4）用毕洗手,切勿接触眼睛、口腔等黏膜处。

（5）分别有正骨水单用与正骨水合用正红花油过敏的报道。对本品过敏者禁用,过敏体质者慎用。

（6）本品不宜长期或大面积使用,用药过程中如有瘙痒起疹,暂停使用。

【用法与用量】 用药液轻搽患处;重症者,用药液湿透药棉敷患处 1 小时,一日 2～3 次。

止痛紫金丸

【药物组成】 丁香、血竭、当归、熟大黄、木香、儿茶、红花、骨碎补、土鳖虫、制乳香、制没药、赤芍、自然铜（煅）、甘草。

【处方来源】 《中国药典》2020 年版第一部。

【功能与主治】 舒筋活血,消瘀止痛。用于跌打损伤,闪腰岔气,瘀血作痛,筋骨疼痛。

【临床应用】

（1）骨折:止痛紫金丸可以改善血液流变学,加快局部血液循环;抗炎,减轻局部组织肿胀;对抗炎性介质,减轻疼痛,对跌打损伤引起的骨折产生的局部肿痛具有较好的治疗作用。

（2）急性腰扭伤:止痛紫金丸对受外力引起的急性腰扭伤及胸胁部迸伤具有较好作用。

【使用注意】

（1）饭后服用可以减轻胃肠反应。

（2）孕妇忌服。

【用法与用量】 口服,一次 1 丸,一日 2 次。

活血止痛散（胶囊）

【药物组成】 当归、三七、制乳香、冰片、土鳖虫、自然铜（煅）。

【处方来源】 《中国药典》2020 年版第一部。

【功能与主治】 活血散瘀,消肿止痛。用于跌打损伤,瘀血肿痛。

【临床应用】

（1）骨折及骨折术后肿胀:活血止痛散（胶囊）改善局部血流量的作用明显,可以延长凝血时间,并有明显抗血栓形成的作用,具有改善血液流变学及扩张血管的作用,可以用于骨折及骨折术后肿胀。肢体肿胀是骨折早期及骨折内固定术后常见的临床表现,严重者可导致骨-筋膜室综合征,及时消除肿胀对加速骨折和伤口愈合至关重要。活血止痛散（胶囊）可以改善患肢皮肤弹性、按后凹陷程度、张力性水疱消退情况以及患肢周径。

（2）软组织损伤:活血止痛胶囊具有修复损伤软组织的作用,可缓解软组织损伤所引起的疼痛、压痛、肿胀、瘀斑和活动功能障碍。如减轻急性踝关节扭伤患者的疼痛感,减轻患处的肿胀程度,减少患处各种不良症状的发生,促进踝关节扭伤的恢复。

（3）肩周炎:活血止痛胶囊具有镇痛、抗炎作用。有临床报道,服用活血止痛胶囊并配合臭氧治疗,可缓解肩周炎患者肩部疼痛程度,恢复肩关节功能。

（4）膝关节滑膜炎:主要表现为膝关节的肿胀、疼痛和关节积液,经久不消者则病程易于迁延反复,演变为关节滑膜的慢性炎症,造成滑膜组织增生肥厚及关节软骨的皲裂剥脱,影响关节的屈伸活动。有临床报道,活血止痛散外敷联合塞来昔布胶囊口服可治疗膝关节滑膜炎,降低膝关节疼痛视觉模拟评分,提高 Lysholm 膝关节功能评分。

（5）糖尿病足：糖尿病足是由于局部神经组织受损加上下肢外周血管病变而发生的，主要临床表现为下肢溃烂、感染，甚至坏死。有临床报道，活血止痛散联合西药治疗早期糖尿病足，可明显缓解患者的临床症状，降低血糖水平，改善足部的深浅感觉及神经功能，从而有效控制疾病进展。

【使用注意】

（1）忌生冷、油腻食物。

（2）有高血压、心脏病、肾病等严重慢性病者慎用。

（3）对该药品过敏者禁用，过敏体质者慎用。

（4）孕妇禁用。

（5）有过量服用本品诱发溃疡出血、严重胃肠道反应的报道。慢性胃病患者慎用或禁用。

（6）极个别患者应用本品后出现血清氨基转移酶一过性升高。肝病患者慎用或禁用。

【用法与用量】　散剂：用温黄酒或温开水送服，一次 1.5 g，一日 2 次。胶囊剂：用温黄酒或温开水送服，一次 3 粒（0.5 g/粒）或一次 4 粒（0.37 g/粒），一日 2 次；一次 6 粒（0.25 g/粒），一日 2 次或一次 4 粒（0.25 g/粒），一日 3 次。

二、行气活血，消肿止痛类

正骨紫金丹（丸）

【药物组成】　丁香、木香、瓜儿血竭、儿茶、熟大黄、红花、当归、莲子、茯苓、白芍、牡丹皮、甘草。

【处方来源】　《医宗金鉴》卷八十八，国药准字 Z20093095。

【功能与主治】　行气活血，消肿止痛。用于跌打损伤，并一切疼痛，瘀血凝聚。

【临床应用】

（1）骨折：正骨紫金丹可以上调患者血清 BMP - 2 和血管内皮生长因子（VEGF）水平，促进骨折处血肿吸收，加速骨基质钙盐沉积，增强骨生长因子的表达，促进胶原合成，缩短骨折愈合时间。用于骨折的治疗可以提高临床疗效。

（2）瘀血头痛：有用正骨紫金丹治疗瘀血头痛 1 例的报道。

（3）颅面部损伤：有采用正骨紫金丹内服配合海桐皮汤外洗、荜茇散漱口治疗颅面部损伤的报道。

（4）肩周炎：有小针刀配合正骨紫金丸口服治疗肩周炎，疗效优于单纯小针刀治疗的报道。

【使用注意】　孕妇忌服。

【用法与用量】　每服 9 g，黄酒送服。

骨折挫伤胶囊

【药物组成】　制猪骨、黄瓜子（炒）、土鳖虫、自然铜（煅）、制乳香、血竭、红花、大黄、当归。

【处方来源】　《中国药典》2020 年版第一部。

【功能与主治】　舒筋活络，消肿散瘀，接骨止痛。用于骨折筋伤，跌打损伤，扭腰岔气等。

【临床应用】　骨折：骨折挫伤胶囊具有促进骨折愈合的作用。有临床报道，骨折挫伤胶囊联合带锁髓内钉治疗胫骨骨折能减轻术后疼痛，提高胫骨周围肌肉力量，提高疼痛、功能、活动范围、肌力、屈曲畸形和关节稳定性六个方面的评分，促进骨折愈合，具有较好的治疗效果。随机、双盲、多中心平行对照临床研究表明,骨折挫伤胶囊可减轻骨折导致的疼痛和肿胀程度,有效促进骨折愈合,改善中医证候。

【使用注意】　孕妇禁服。

【用法与用量】　用温黄酒或温开水送服,一次 4～6 粒,一日 3 次;小儿酌减。

三、祛风化痰,定搐止痉类

玉真散(胶囊)

【药物组成】　白附子、天南星、天麻、白芷、防风、羌活。

【处方来源】　《中国药典》2020 年版第一部。

【功能与主治】　熄风,镇惊,解痉。用于金疮受风所致的破伤风出现的筋脉拘急、手足抽搐,亦可外治跌仆损伤。

【临床应用】

(1) 开放性骨折导致的破伤风:玉真散具有抗惊厥、镇静的作用,可以用于开放性骨折导致的破伤风。现代中西医结合治疗破伤风仍然以《外科正宗》的玉真散为主治方,全国高等中医药院校教材《中医外科学》破伤风一节也选用了该方。

(2) 骨伤科软组织损伤:玉真散具有扩张血管,改善微循环的作用,可改善因外伤所致的软组织损伤。有临床报道,玉真散对膝关节创伤性滑膜炎具有一定的临床疗效,能够改善滑膜增厚、纤维化、关节粘连、韧带僵直发硬等病理变化;可以治疗肌筋膜炎、外伤性腱鞘炎。

(3) 腰椎间盘突出症:玉真散能明显改善无菌性炎症,对腰椎间盘突出症具有一定治疗效果。

(4) 头痛、眩晕、面肌痉挛、三叉神经痛等疾病:玉真散具有祛风化痰、通络止痛的作用,可治疗风痰阻络引起的头痛、眩晕、面肌痉挛、三叉神经痛等疾病。

(5) 帕金森综合征:玉真散具有祛风化痰、解痉止痛的作用,可以治疗帕金森综合征的肌肉抽搐等锥体外系症状。

(6) 带下病:玉真散具有祛除湿邪的作用,可以用于治疗带下病辨证属于脾虚者。

【使用注意】

(1) 属阴寒证者慎用。

(2) 禁食辛辣、油腻食物及海鲜等发物。

(3) 孕妇禁服。

【用法与用量】　口服:散,一次 1～1.5 g;胶囊,一次 2～3 粒。外用:取适量热酒调配,外敷患处。

四、活血益气,补益肝肾类

恒古骨伤愈合剂

【药物组成】　陈皮、红花、三七、杜仲、人参、黄芪、洋金花、钻地风、鳖甲。

【处方来源】　《中国药典》2020 年版第一部。

【功能与主治】　活血益气,补益肝肾,接骨续筋,消肿止痛,促进骨折愈合。用于新鲜骨折及陈旧骨折、股骨头坏死、骨关节病、腰椎间盘突出症。

【临床应用】

（1）桡骨远端骨折：恒古骨伤愈合剂具有促进骨折愈合、调节骨代谢的作用。有报道恒古骨伤愈合剂联合接骨七厘片应用以后，患者骨膜反应逐渐增强，肝肾亏虚、气血不足、筋骨虚弱等情况明显改善，至治疗 8 周和 12 周时患者骨折愈合情况良好，对桡骨远端骨折临床愈合、腕关节功能恢复具有一定作用。

（2）骨性关节炎：恒古骨伤愈合剂可改善膝骨关节炎患者反复出现的膝部疼痛及上下楼困难、膝部伸直功能和行走距离，有效改善患者的临床症状，具有镇痛作用，有利于关节功能较快恢复。

（3）激素性股骨头坏死：恒古骨伤愈合剂可提高激素性股骨头坏死患者髋关节 Harris 评分，提高股骨头局部骨密度和全身平均骨密度，降低血黏度、血细胞比容及甘油三酯、总胆固醇和低密度脂蛋白胆固醇水平。

（4）腰椎间盘突出症：恒古骨伤愈合剂治疗腰椎间盘突出症，可使疼痛程度减轻，下肢麻木临床症状改善。

（5）急性腰扭伤：恒古骨伤愈合剂可减轻急性腰扭伤患者疼痛程度，改善腰部活动度。

（6）骨髓炎：临床有恒古骨伤愈合剂联合负压封闭引流（VSD）并开放植骨治疗骨髓炎的报道。

（7）术后深静脉血栓：有恒古骨伤愈合剂预防股骨转子间骨折术后深静脉血栓的临床报道。

【使用注意】

（1）骨折患者需固定复位后再用药。

（2）心、肺、肾功能不全者慎用。

（3）有精神病病史者、青光眼患者、孕妇忌用。

（4）少数患者服药后出现口干、轻微头晕，可自行缓解。

（5）临床报道服用该药可致腹痛腹泻，建议饭后服用。

（6）临床报道过量服用可导致意识障碍，故本品不可久服。

【用法与用量】　口服，成人一次 25 mL，6～12 岁儿童一次 12.5 mL，每 2 日服 1 次。饭后 1 小时服用，12 日为 1 个疗程。

思 考 题

1. 骨折、关节脱位用中成药的辨证分类是什么？

2. 伤科接骨片可以用于临床哪些疾病？

第二章
筋伤用中成药

 导学

1. 熟悉筋伤的概念和分类以及各类筋伤用中成药的辨证分类。
2. 掌握云南白药(散剂、胶囊)、沈阳红药胶囊、颈复康颗粒、腰痛宁胶囊的临床应用。
3. 了解各中成药的使用注意。

筋伤是中医骨伤科学继骨折、关节脱位之后又一重要组成部分,作为相对独立的学科,它是研究防治人体筋肉受伤的学科。狭义的筋,指组成人体的五体"皮、肉、筋、骨、脉"中的一部分。广义的筋,指皮肤、皮下组织、肌肉、肌腱、腱鞘、韧带、关节囊、滑液囊、椎间盘、周围神经、血管等软组织。因此,筋伤相当于西医学的软组织损伤。根据受伤时间的缓急可分为急性筋伤(急性软组织损伤)及慢性筋伤(现多指颈椎病、腰椎间盘突出症、腰肌劳损、腰椎管狭窄症、肩周炎、慢性滑膜炎等)。临床不同的筋伤疾病所用中成药不同。

第一节　急性软组织损伤

一、概述

(一) 概念

急性软组织损伤是指人体的皮肤、皮下组织、肌肉、肌腱、筋膜、韧带、关节囊和神经、血管等受到暴力撞击,强力扭转,牵拉压迫等引起的急性损伤,但没有骨折、关节脱位。本病症状明显,康复过程较长,若治疗不及时或治疗方法不适当,可转化为慢性,致使机体运动水平下降,严重的可引起功能受限,从而影响日常生活。

(二) 治疗

1. 西医治疗　本病在西医学的治疗中,采取分期处理。

(1) 早期处理:多以止血、止痛、预防伤处肿胀为主的治疗。伤肢在休息的状态下,可予以冷敷治疗,使周围组织新陈代谢减缓,收缩伤处毛细血管,抑制局部充血,降低神经因子的传导,一定程度上减轻局部的疼痛、肿胀、出血;同时还应配合弹力绷带的使用,伤肢局部加压包扎,使伤肢处于制动的状态,还可预防局部血肿的形成,减轻疼痛,促进伤处的修复。

(2) 中后期处理:此时对急性软组织损伤的治疗,多予热敷、理疗等手段。局部热敷,能伸展肌肉、结缔组织,缓解肌肉紧张,改善关节活动,并加速血液循环,使伤处炎性因子及血肿吸收,缓解疼痛。理疗可增加血流速度,促进血液回流,加快局部代谢,减轻局部肿胀、疼痛。

本病在内服西药的选择上,多用抗炎镇痛药——非甾体抗炎镇痛药、合成皮质类固醇类药,这两类药有抗炎镇痛作用,但有一定的毒副作用。

2. 中成药治疗　急性软组织损伤属于"筋伤学"范畴,中医病机为气滞血瘀,脉络失和。长期以来,将活血化瘀,消肿止痛作为治疗总则。临床治疗时,多采用行气活血的药物,使伤处的瘀血得以消散,气滞得以疏通,同时兼顾整体,使体内气血得到调养,促进筋脉功能恢复正常。

二、中成药的辨证分类

中成药治疗软组织损伤的常见辨证分类如下。

(一) 消肿散瘀类

急性软组织损伤多表现出伤处瘀血,损伤处肿胀、瘀斑等。主要为血液循环障碍,不通则痛以及炎症表现等。

消肿散瘀类中成药根据软组织损伤症状表现,通过消散法可以有效缓解相关症状,临床治疗时使伤处的瘀血得以消散。

常用中成药:云南白药、跌打丸、红药贴膏、回生第一丹、沈阳红药胶囊、麝香舒活精、骨质宁搽剂、克伤痛搽剂、舒康贴膏。

(二) 舒筋活络类

急性软组织损伤可表现为脉络失和,临床治疗时通过舒筋活络,促进筋脉功能恢复,有效缩短治疗进程。

舒筋活络类中成药治疗可以减轻炎症,减轻伤肢疼痛,改善局部微循环,降低相关炎性因子的含量。

常用中成药:舒筋活血片、舒筋活血定痛散、舒筋定痛酒、舒筋定痛片、中华跌打丸、雪上一枝蒿搽剂(片)、麝香祛痛搽剂(气雾剂)、狗皮膏。

(三) 活血行气类

气滞血瘀是软组织损伤的主要病机,采用行气活血药物,使伤处的瘀血得以消散,气滞得以疏通,体内气血得到调养,促进损伤修复。

活血行气类中成药能有效降低局部组织炎性细胞因子的含量,以促进伤肢的恢复。

常用中成药:跌打活血散、扭伤归胶囊。

三、中成药

(一) 消肿散瘀类

云南白药(散剂、胶囊)

【药物组成】　散瘀草、苦良姜、白牛胆、田七、穿山龙、淮山药、老鹳草。

【处方来源】《中国药典》2020年版第一部。

【功能与主治】 化瘀止血,活血止痛,解毒消肿。用于跌打损伤、瘀血肿痛,吐血、咯血、便血、痔血、崩漏血下、手术出血,疮疡肿毒及软组织挫伤,闭合性骨折,支气管扩张及肺结核咯血,溃疡病出血,以及皮肤感染性疾病。

【临床应用】

(1)骨伤科疾病:现代药理学研究证明,云南白药具有促进血小板凝聚、收缩主动脉、促进皮质激素分泌作用,对炎症过程的介质释放、毛细血管渗透性增强、结缔组织增生等环节均有抑制作用,临床上用于骨伤科疾病的治疗有其独特的疗效。同时,本品可促进成骨细胞增殖,可用于骨质疏松症的治疗。

(2)出血性疾病:云南白药具有止血作用。正常情况下,小血管受损后引起的出血在几分钟内就会自行停止,这种现象称为生理性止血。生理性止血是机体重要的保护机制之一,是多种因子和机制相互作用的结果。止血过程主要包括血管收缩、血小板血栓形成和血液凝固三个过程。云南白药的凝血作用是通过影响血小板释放而产生的,能对抗肝素和双香豆素的抗凝作用。云南白药能增强血小板活化,促进局部止血,但它不影响凝血物质和D-二聚体的含量,不增加血栓形成的危险。云南白药能够:① 增强血小板的活动百分率及血小板表面糖蛋白的表达,缩短出血及凝血时间,对血管有明显的收缩作用;② 抑制静脉血栓形成,改善血液黏稠度及血液的血流状态,避免血管内凝血;③ 促进血管内皮细胞生长因子的生成,促进纤维细胞与血管内皮细胞生成,加速血管与组织修复。云南白药常用于治疗消化道出血、咯血、鼻出血、扁桃体手术出血、眼外伤前房出血、小儿出血性疾病、出血性脑血管病等。

(3)压疮:压疮是指局部组织长时间受压,血液循环障碍,局部持续缺血、低氧、营养不良而致的软组织溃烂和坏死。云南白药具有抗炎作用,同时还具有解毒消肿、活血化瘀等作用,能改善微循环,以达到促进压疮区肉芽组织的增生,加速局部血管的生长及结缔组织的增生,起到促进压疮创面愈合的功效。

(4)消化系统疾病:云南白药能有效改善炎症部位的微循环,减轻炎症渗出,促进炎症消退、愈合。云南白药具有活血化瘀解毒之功,能增强机体的非特异性免疫功能,促进肠壁血液循环和新生细胞的成熟。治疗消化性溃疡、慢性胃炎疗效较好。外敷脐部,治疗婴幼儿秋季腹泻,亦有一定的疗效。

(5)口腔溃疡:云南白药具有强效的止血、抗炎和防腐生肌的作用,可以显著缩小溃疡面积和减轻溃疡周围充血程度,含漱可改善炎症牙龈组织微循环,促进溃疡组织修复,增强口腔组织的抗病能力与修复能力,可以治疗口腔溃疡。

【使用注意】

(1)孕妇忌用。

(2)偶有过敏反应,轻者表现为荨麻疹,重者可致过敏性休克。过敏体质者慎用。对本药有过敏史、中毒史者禁用,伴严重心律失常者禁用。

(3)用药一日内,忌食蚕豆、鱼类及酸冷食物。

(4)服用后感上腹部不适、恶心者,应减量或停服。

(5)有组织破损或感染者,外敷用药之前必须认真彻底清创、冲洗、消毒。

(6)长期使用可发生血小板减少、溶血等,过量可能发生毒副反应,如急性肾功能衰竭、心律失常、血压降低、急性咽喉炎和上消化道出血等。

【用法与用量】 刀伤、枪伤、跌打诸伤,无论轻重,出血者用温开水送服。瘀血肿痛及未出血者用酒送服。妇科各症,用酒送服;但经血过多、红崩用温开水送服。毒疮初起,服 0.25 g,另取药粉用酒调匀,敷患处,如已化脓,只需内服。其他内出血各症状均可内服。口服:散剂一次 0.25~0.5 g,胶囊剂一次 1~2 粒,一日 4 次(2~5 岁按 1/4 剂量服用;6~12 岁按 1/2 剂量服用)。凡遇较重的跌打损伤可先服红色保险子,轻伤及其他病症不必服。

跌 打 丸

【药物组成】 三七、当归、白芍、赤芍、桃仁、红花、血竭、北刘寄奴、骨碎补(烫)、续断、苏木、牡丹皮、乳香(制)、没药(制)、姜黄、三棱(醋制)、防风、甜瓜子、枳实(炒)、桔梗、甘草、关木通、自然铜(煅)、土鳖虫。

【处方来源】 《中国药典》2020 年版第一部。

【功能与主治】 活血散瘀,消肿止痛。用于跌打损伤,筋断骨折,瘀血肿痛,闪腰岔气。

【临床应用】

(1) 跌打损伤:跌打损伤后表现为胀痛,跌打丸能针对性控制炎症反应,帮助水肿消退以及控制充血,镇痛。有研究表明其对痛阈值也有一定程度提高。

(2) 骨折筋伤:骨折后会直接导致局部的血管断裂,使骨的血液循环系统遭到破坏,而后依靠骨折周围软组织中血管增生、血供重建,供应骨折端骨痂的生长。因此,骨折的修复离不开血管的形成。血管生成是骨折愈合过程中的重要环节,骨折部位良好的血液供应对骨折修复具有重要意义。跌打丸用于骨折筋伤初期,可收缩血管,促进血凝,显著缩短血浆再钙化时间及缩短凝血酶原时间,促进骨痂形成,加速骨折愈合。

(3) 闪腰岔气:跌打丸可以治疗因外力诸如挑担负重、搬物屏气,致经络气血运行不畅,症见腰痛,甚则连及下肢,活动受限或胸胁胀痛,痛呈走窜,胸闷气急,呼吸说话时有牵掣痛;急性腰扭伤、胸胁迸伤见上述证候者。

(4) 静脉曲张:引起浅静脉曲张的主要原因是静脉壁软弱、静脉瓣膜缺陷以及浅静脉内压力升高,或循环血量经常超负荷,亦可造成压力升高,静脉扩张,从而造成相对性瓣膜关闭不全,最终也导致浅静脉曲张。跌打丸具消肿止痛、舒筋活络、止血生肌、活血祛瘀之功效,局部用药能直接作用于靶器官,免除了其首过效应与药物的代谢,其疗效更为突出。其收敛作用使病灶区的软弱静脉壁回缩性增强,使不畅通的浅静脉通过活血祛瘀调理,利用静脉血回流,达到降低静脉内压力的目的,恢复了静脉瓣膜的弹性和张力。经跌打丸局部外敷,使曲张的浅静脉得以改善与修复,从而逐渐消除症状而痊愈。

此外,跌打丸还有用于遗精、肌内注射后硬结的报道。

【使用注意】

(1) 忌生冷、油腻食物。

(2) 孕妇禁服。

(3) 女性经期停服。

(4) 儿童慎用。

(5) 肝、肾功能异常者禁用。

(6) 跌打丸会导致过敏反应、胃脘痛、过敏性肾炎。对本品过敏者禁用,过敏体质者慎用。

【用法与用量】 口服:大蜜丸,一次 1 丸,一日 2 次,用白酒或白糖开水送服;小蜜丸,一次

3 g(15 丸)，一日 2 次；水蜜丸，一次 2 g(20 粒)，一日 2 次。外用：用白酒加热溶解后外擦或外敷伤患处。

红 药 贴 膏

【药物组成】 三七、白芷、土鳖虫、川芎、当归、红花、冰片、樟脑、水杨酸甲酯、薄荷脑、颠茄流浸膏、硫酸软骨素、盐酸苯海拉明。

【处方来源】 《中国药典》2020 年版第一部。

【功能与主治】 祛瘀生新，活血止痛。用于跌打损伤，筋骨瘀痛。

【临床应用】

(1) 跌打损伤：红药贴膏具有止血作用，针对跌打损伤导致的急性毛细血管出血具有很好的治疗作用，可以迅速止血，缩短治疗周期。

(2) 筋骨肿痛：红药贴膏为中西药合剂，具有改善微循环的作用。方中三七、土鳖虫化瘀活血，消肿止痛；白芷、当归辛行温通，活血散结以消肿；薄荷脑祛风止痛；水杨酸甲酯增强消炎、止痛之力。可以用于急、慢性筋骨疾病引起的肿痛的治疗。

【使用注意】

(1) 本品为外用药，禁止内服。

(2) 皮肤破溃、感染者禁用。

(3) 对本品过敏者禁用，过敏体质者慎用。

(4) 经期及哺乳期妇女、儿童及年老体弱者慎用。

(5) 本品不宜长期大面积使用。

【用法与用量】 外用，洗净患处，贴敷，1～2 日更换一次。

回 生 第 一 丹

【药物组成】 土鳖虫、当归、乳香(醋炙)、血竭、自然铜(煅醋淬)、麝香、朱砂。

【处方来源】 《中国药典》2010 年版第一部。

【功能与主治】 活血散瘀，消肿止痛。用于跌打损伤，闪腰岔气，伤筋动骨，皮肤青肿，血瘀疼痛。

【临床应用】

(1) 跌打损伤：回生第一丹具有抗炎消肿、改善血液循环的作用，对损伤引起的组织水肿、炎性渗出均有显著的抑制作用，并可改善毛细血管通透性，从而对跌打损伤引起的肿痛具有很好的治疗作用。

(2) 闪腰岔气：回生第一丹可以治疗闪腰岔气症见腰痛，活动受限或胸胁胀痛，痛呈走窜，胸闷气急，呼吸、说话时有牵掣痛。

(3) 骨折筋伤：回生第一丹可以促进骨折愈合。骨折多因外力所致，症见伤处剧烈疼痛，肢体畸形，活动受限，肿胀疼痛，青紫斑块，舌红或暗，脉象弦或弦数。回生第一丹有显著的活血镇痛、续筋接骨的作用。有研究表明，服用回生第一丹的患者疼痛程度明显减轻，这与回生第一丹中含有血竭、当归及土鳖虫有一定关系，这三者的主要作用是活血、止痛。回生第一丹中的麝香辛芳走窜，入十二经，引药力直达病所，接骨效果最好；另外麝香开窍散瘀作用强，对外伤等引起的神志昏迷有较好的醒脑回苏效果，应用于骨折初期和中期都有较好的疗效。

【使用注意】

(1) 孕妇禁用。

(2) 个别报道称服用本品会引起过敏反应,过敏体质者慎用,对本品过敏者禁用。

【用法与用量】 胶囊剂:口服,一次 5 粒,一日 2～3 次,用温黄酒或温开水送服。散(丹):口服,一次 1 g,一日 2～3 次,用温黄酒或温开水送服。

沈阳红药胶囊

【药物组成】 当归、川芎、三七、红花、土鳖虫、延胡索、白芷。

【处方来源】 《中国药典》2020 年版第一部。

【功能与主治】 活血止痛,祛瘀生新。用于跌打损伤,筋骨肿痛,亦可用于血瘀络阻的风湿麻木。

【临床应用】

(1) 跌打损伤:沈阳红药胶囊能扩张组织毛细血管,增加血流量,提高对受损组织的供氧能力;降低毛细血管通透性,抑制渗出,消除肿胀,对炎性介质引起的无菌性炎症有很强的抑制作用,可以用于跌打损伤引起的局部肿胀,皮肤青紫,剧烈疼痛,活动受限。

(2) 骨折:沈阳红药胶囊所治之骨折,病机为瘀血阻络,气血悖逆,可见伤处焮肿疼痛,肢体畸形,功能丧失,或肤生瘀斑,青紫刺痛。

(3) 胃脘疼痛:沈阳红药胶囊可以改善局部血液循环,增加局部组织供氧,具有镇痛作用。用于胃脘疼痛证属瘀血内停,症见脘痛如刀割,痛而拒按,大便色黑如柏油,舌暗有瘀斑。

(4) 风湿关节病:沈阳红药胶囊可以用于风湿日久,瘀血阻络所致的类风湿关节炎、痛风症见关节、肢体及肌肉疼痛,舌色紫暗隐青,苔薄白,脉弦涩而紧。此外,还有沈阳红药胶囊用于治疗虹膜睫状体炎、银屑病、单纯性肛裂的报道。

【使用注意】

(1) 忌食生冷、油腻食物。服药期间不宜同时服用温补性中药。

(2) 儿童、年老体弱者慎用。

(3) 高血压、心脏病、肝病、糖尿病、肾病等严重慢性病者慎用。

(4) 有关报道称口服本品可致过敏反应,对本品过敏者禁用,过敏体质者慎用。

(5) 孕妇忌服,经期及哺乳期妇女禁用。

【用法与用量】 口服,一次 2 粒,一日 3 次;儿童减半。

麝香舒活精

【药物组成】 樟脑、冰片、薄荷脑、红花、三七、麝香酮、血竭、地黄。

【处方来源】 研制方,国药准字 Z20063926。

【功能与主治】 活血散瘀,消肿止痛,舒筋活络。用于运动损伤,急、慢性软组织损伤和肌肉疲劳疼痛,风湿痛。

【临床应用】 软组织损伤:麝香舒活精具有抗炎镇痛作用,在治疗运动损伤方面,具有止痛、缩小肿胀范围、减轻患处压痛、增大受伤关节活动度、提高肌力和运动能力等功效。对急、慢性软组织损伤有较好的效果。

【使用注意】

(1) 该药品为外用药,禁止内服。

(2) 切勿接触眼睛、口腔等黏膜处,皮肤破溃处禁用。

(3) 孕妇慎用,哺乳期妇女、儿童、年老体弱者慎用。

(4) 该药品不宜长期或大面积使用,用药后皮肤过敏者应停止使用,症状严重者应对症处理。

【用法与用量】 外用适量,局部按摩或涂搽患处,一日 1～2 次。

骨 质 宁 搽 剂

【药物组成】 云母石、枯矾、黄连。

【处方来源】 《中国药典》2020 年版第一部。

【功能与主治】 活血化瘀,消肿止痛。用于瘀血阻络所致骨性关节炎、软组织损伤引起的肿胀、麻木、疼痛及活动功能障碍。

【临床应用】

(1) 跌打损伤:骨质宁搽剂具有抗炎镇痛作用,可以用于跌打损伤造成的肿胀疼痛,关节活动功能障碍。

(2) 骨性关节病:骨质宁搽剂可以改善微循环,促进血管扩张和组织修复,明显抑制和延缓骨质增生,改善症状,解除继发性病变,可以用于骨性关节病的治疗。

【使用注意】 如有擦破伤或溃疡,不宜使用。

【用法与用量】 外用适量,涂于患处,一日 3～5 次。

克 伤 痛 搽 剂

【药物组成】 当归、川芎、红花、丁香、生姜、樟脑、松节油。

【处方来源】 《中国药典》2020 年版第一部。

【功能与主治】 活血化瘀,消肿止痛。用于急性软组织扭挫伤引起的皮肤青紫瘀斑,血肿疼痛。

【临床应用】 急性软组织扭挫伤:克伤痛搽剂具有抗炎镇痛作用,能够有效抑制引起疼痛和炎症的前列腺素合成,促进局部组织血液循环,解除静脉回流受阻,使水肿减轻、炎症消退。可以用于急性软组织扭挫伤,以局部疼痛、肿胀、活动受限为辨证要点。

【使用注意】

(1) 本品为外用药,禁止内服。

(2) 用毕洗手,切勿接触眼睛、口腔等黏膜处。皮肤破溃处禁用。

(3) 本品不宜长期或大面积使用,用药后皮肤过敏者应停止使用。

(4) 对本品及酒精过敏者禁用,过敏体质者慎用。

【用法与用量】 外用适量,涂擦患处并按摩至局部发热,一日 2～3 次。

舒 康 贴 膏

【药物组成】 山楂核精。

【处方来源】 《中国药典》2020 年版第一部。

【功能与主治】 活血,化瘀,止痛。用于软组织闭合性急性损伤和慢性劳损。

【临床应用】

（1）软组织损伤性疼痛：舒康贴膏具有抗炎镇痛作用，能促进急性炎症的消退、肌纤维的修复，缩短软组织的修复过程，可以有效缓解软组织损伤引起的疼痛症状。

（2）腹泻：舒康贴膏具有改善微循环的作用，通过皮肤渗透进入机体血液循环，可改善肠道微循环，加速血流，改善组织营养，减轻炎症反应，减少渗出，促进炎症吸收和炎症局限化，可以缓解腹泻症状。

【使用注意】 局部皮肤有破损或过敏者禁用。

【用法与用量】 一次 1 贴，一日 1 次，贴患处。

（二）舒筋活络类

舒 筋 活 血 片

【药物组成】 红花、香附、狗脊、香加皮、络石藤、伸筋草、泽兰叶、槲寄生、鸡血藤、自然铜。

【处方来源】 研制方，国药准字 Z41022103。

【功能与主治】 舒筋活络，活血散瘀。用于治疗筋骨疼痛，肢体拘挛，腰背酸痛，跌打损伤。

【临床应用】

（1）急性软组织损伤：舒筋活血片具有抗炎镇痛的作用，能促进急性炎症的消退、缩短软组织的修复过程，有效缓解软组织损伤引起的疼痛症状，可以治疗跌打损伤。

（2）肩周炎：舒筋活血片具有改善微循环的作用，对软组织损伤后引起的微循环障碍、局部肿胀等症状具有缓解作用。有舒筋活血片联合普萘洛尔、维生素 B_1 治疗肩周炎的临床报道。

（3）面肌痉挛：面肌痉挛为阵发性不规则面部肌肉不自主抽动。治疗应当以疏风活血通络为主。临床有舒筋活血片合防风通圣丸治疗面肌痉挛的报道。

【使用注意】

（1）孕妇忌服。

（2）有服用后出现胃部不适，继而脐周和左下腹部呈阵发性绞痛的报道。应饭后服用。

【用法与用量】 内服：一次 4 片，一日 3 次，口服。外用：碾碎，白酒调成糊状，涂敷于疼痛、红肿明显处，绷带包扎，隔日换药 1 次。

舒筋活血定痛散

【药物组成】 乳香（醋炙）、没药（醋炙）、当归、红花、延胡索（醋炙）、血竭、香附（醋炙）、自然铜（醋淬）、骨碎补。

【处方来源】 《中国药典》2020 年版第一部。

【功能与主治】 舒筋活血，散瘀止痛。用于跌打损伤，闪腰岔气，伤筋动骨，血瘀肿痛。

【临床应用】 急性软组织损伤：舒筋活血定痛散具有较好的镇痛作用，可用于急性软组织扭挫伤的治疗。

【使用注意】

（1）忌生冷、油腻食物。

（2）高血压、糖尿病、肾病等严重慢性病者应慎用。

（3）发热患者暂停使用。

（4）小儿、年老体虚者应慎用。

（5）对本品过敏者禁用,过敏体质者慎用。

（6）孕妇禁用,脾胃虚弱者慎用。

【用法与用量】 温黄酒或温开水冲服,一次6g,一日2次;或用白酒调敷患处。

舒 筋 定 痛 酒

【药物组成】 乳香（醋炙）、没药（醋炙）、当归、红花、延胡索（醋炙）、血竭、香附（醋炙）、自然铜（煅醋淬）、骨碎补。

【处方来源】 研制方,国药准字Z10930013。

【功能与主治】 舒筋活血,散瘀止痛。用于跌打损伤,扭伤,血瘀肿痛。

【临床应用】 急性软组织损伤:舒筋定痛酒具有改善微循环,抗炎镇痛的作用,主要用于急性软组织损伤的治疗。

【使用注意】

（1）用药期间忌生冷、油腻食物。

（2）高血压、糖尿病、肾病等严重慢性病者应慎用。

（3）发热患者暂停使用。

（4）对酒精及该药品过敏者禁用,过敏体质者慎用。

（5）孕妇禁用。

【用法与用量】 口服,一次20 mL,一日3次;外用涂于患处,一日3～4次。

舒 筋 定 痛 片

【药物组成】 土鳖虫、乳香（醋炙）、没药（醋炙）、自然铜（醋煅）、红花、骨碎补、大黄、硼砂（煅）、当归,辅料为硬脂酸镁。

【处方来源】 研制方,国药准字Z12020510。

【功能与主治】 活血散瘀,消肿止痛。用于跌打损伤,慢性腰腿痛,风湿痹痛。

【临床应用】 急性软组织损伤:舒筋定痛片具有抗炎镇痛,改善局部微循环的作用,可用于软组织损伤的治疗。

【使用注意】

（1）忌食生冷、油腻食物。

（2）孕妇禁用,经期及哺乳期妇女禁用,糖尿病患者禁用。

（3）对本品过敏者禁用,过敏体质者慎用。

【用法与用量】 口服,一次4片,一日2次。

中 华 跌 打 丸

【药物组成】 生白藤、地耳草、鹅不食草、乌药、鬼画符、羊耳菊、过岗龙、穿破石、鸡血藤、岗梅、丁茄根、独活、急性子、制川乌、香附、桂枝、假蒟、牛尾菜、牛膝、红杜仲、山橘叶、刘寄奴、山香、毛两面针、丢了棒、木鳖子、大半边莲、苍术、建栀、丁香、黑老虎根、樟脑。

【处方来源】 《中国药典》2020年版第一部。

【功能与主治】 消肿止痛,舒筋活络,止血生肌,活血祛瘀。用于挫伤筋骨,新旧瘀痛,创伤出血,风湿瘀痛。

【临床应用】

(1)急性软组织扭伤:中华跌打丸具有促进软组织损伤后的修复及活血祛瘀作用,能明显减轻急性软组织损伤的水肿,加速瘀血的吸收,促进损伤的修复,具有促进局部血管扩张,改善微循环作用,有利于渗出液的吸收和肿胀的消退,可以用于颈部扭伤,肩、肘关节扭伤,腰部扭伤,踝、膝关节扭伤等多部位急性软组织扭伤的治疗。可以辅以刺血拔罐、针刺、推拿等方法,也可将中华跌打丸研碎,用白酒调和成膏状,敷于患处,加快局部炎性水肿的吸收,并防止粘连。

(2)膝骨关节炎:中华跌打丸具有消除自由基,改善骨性关节炎的炎症反应的作用,可以抗炎镇痛。中华跌打丸外敷联合温针灸治疗膝骨关节炎可明显改善患者临床症状及膝关节功能。

(3)血栓性浅静脉炎:中华跌打丸具有改善微循环的作用。血栓性静脉炎是常见的周围血管疾病,常见于青壮年人,多发于四肢,其次是胸腹壁,少数呈游走性,此起彼伏,易复发。多由湿热蕴结、寒湿凝滞、外伤血脉等因素致气血不畅,血滞脉中。口服药物治疗的同时,配合中华跌打丸外敷治疗,于病灶部位起消肿止痛,舒筋活络,活血祛瘀之功用。

(4)冻疮:冻疮是由寒冷引起的局部性皮肤炎症损害,患者会出现双手红肿,有紫斑、冻疮、硬结,时有溃疡。应用中华跌打丸配合正骨水外敷治疗冻疮,取其活血化瘀,消肿止痛,活血生肌之功,使患者气血得以运行,瘀血得以祛除,红肿得以消除。

【使用注意】

(1)孕妇忌服。

(2)皮肤破伤出血者不可外敷。

【用法与用量】 口服,水蜜丸一次 3 g,小蜜丸一次 6 g,大蜜丸一次 1 丸,一日 2 次。儿童及体虚者减半。

雪上一枝蒿速效止痛搽剂

【药物组成】 雪上一枝蒿、生川乌、生草乌、红花、乳香、金叶子、黑骨头、川芎、金铁锁、重楼、附子、见血飞、冰片。

【处方来源】 研制方,国药准字 Z53020729。

【功能与主治】 舒筋活血,消肿止痛。用于跌打损伤(软组织扭伤、挫伤等)和各种关节痛。

【临床应用】 急性软组织损伤:雪上一枝蒿具有改善微循环、抗炎镇痛的作用,主要用于急性软组织损伤的治疗。

【使用注意】

(1)雪上一枝蒿为毛茛科乌头属植物短柄乌头的干燥块根,其主要有毒成分为乌头碱。具有心脏毒性、肝毒性和肾毒性,对神经系统先兴奋后抑制,消化系统表现为流涎、恶心、呕吐、腹痛、腹泻,并直接作用于心脏,产生异常兴奋,可致心律失常,甚至心室颤动而死亡。不可过量及长期应用。

(2)本品用后洗手,严禁内服。

(3)皮肤破处及黏膜部位禁用。

(4)孕妇忌用。

(5)对本品过敏者禁用,过敏体质者慎用。

【用法与用量】 外用,一日 3 次,每次适量,外搽患处,适当按摩。

麝香祛痛搽剂(气雾剂)

【药物组成】 麝香、红花、樟脑、独活、冰片、龙血竭、薄荷脑、地黄、三七。

【处方来源】 《中国药典》2020 年版第一部。

【功能与主治】 活血祛瘀,舒筋活络,消肿止痛。用于各种跌打损伤,瘀血肿痛,风湿瘀阻,关节疼痛。

【临床应用】

(1) 急性软组织损伤:麝香祛痛搽剂(气雾剂)具有抗炎镇痛作用,治疗软组织损伤,能缓解疼痛、肿胀等症状,改善关节活动度。

(2) 骨性关节病:临床研究表明,麝香祛痛气雾剂对骨性关节病(风湿瘀阻证)的各种症状有明显疗效,能不同程度地缓解患者的疼痛、晨僵现象。

【使用注意】

(1) 孕妇慎用。

(2) 乙醇过敏者禁用。

【用法与用量】 外用,涂搽患处,按摩 5～10 分钟至患处发热,一日 2～3 次。软组织扭伤严重或有出血者,将药液浸湿的棉垫敷于患处。

狗 皮 膏

【药物组成】 生川乌、生草乌、羌活、独活、青风藤、香加皮、防风、铁丝威灵仙、苍术、蛇床子、麻黄、高良姜、小茴香、官桂、当归、赤芍、木瓜、苏木、大黄、油松节、续断、川芎、白芷、乳香、没药、冰片、樟脑、丁香、肉桂。

【处方来源】 《中国药典》2020 年版第一部。

【功能与主治】 祛风散寒,活血止痛。用于风寒湿邪、气血瘀滞所致的四肢麻木,腰腿疼痛,筋脉拘挛,或跌打损伤,闪腰岔气,局部肿痛;或寒湿瘀滞所致的脘腹冷痛,行经腹痛,寒湿带下,积聚痞块。

【临床应用】

(1) 急性软组织损伤:狗皮膏具有抗炎镇痛及改善微循环作用,可用于急性软组织损伤的治疗。

(2) 类风湿关节炎:临床有狗皮膏治疗类风湿关节炎的报道。

(3) 膝骨关节炎:狗皮膏外敷治疗膝骨关节炎,可以减轻疼痛。

【使用注意】

(1) 孕妇忌贴腰部和腹部。

(2) 可能会引起皮肤刺激和过敏反应,对本品过敏者禁用,过敏体质者慎用。

(3) 长期大剂量外用可引起血铅升高,故不能长期大剂量使用。

【用法与用量】 外用。用生姜擦净患处皮肤,将膏药加温软化,贴于患处或穴位。

(三) 活血行气类

跌 打 活 血 散

【药物组成】 红花、当归、血竭、三七、骨碎补(炒)、续断、乳香(制)、没药(制)、儿茶、大黄、冰片、土鳖虫。

【处方来源】 《中国药典》2020 年版第一部。

【功能与主治】 舒筋活血,散瘀止痛。用于跌打损伤,瘀血疼痛,闪腰岔气。

【临床应用】 急性软组织损伤:跌打活血散具有改善微循环、抗炎镇痛的作用,主要用于急性软组织损伤,如跌打损伤,闪腰岔气的治疗。

【使用注意】

(1) 皮肤破伤处不宜敷。

(2) 孕妇禁用。

(3) 偶有恶心、呕吐等胃肠道反应。饭后服用。

【用法与用量】 口服,用温开水或黄酒送服,一次 3 g,一日 2 次。外用,以黄酒或醋调敷患处。

扭 伤 归 胶 囊

【药物组成】 当归、防风、枳壳、浙贝母、知母、天南星(制)、瓜蒌、白芷、红花。

【处方来源】 研制方,国药准字 Z32020557。

【功能与主治】 理气,活血化瘀,消肿止痛。用于胸胁、腰背、四肢等软组织急性损伤。

【临床应用】 急性软组织损伤:扭伤归胶囊具有理气活血、抗炎镇痛的作用,主要用于软组织急性损伤的治疗。

【使用注意】 有出血倾向者慎用。

【用法与用量】 口服,一次 2 粒,一日 2 次。

第二节 颈 椎 病

一、概述

(一) 概念

颈椎病是因椎间盘、骨、关节及韧带退行性改变或因劳损、感受风寒湿邪诱发加重退变,导致颈部肌肉、韧带、神经、脊髓、血管遭受刺激或损害而产生的一系列临床症状和体征的综合征。颈椎病临床表现多样,症情复杂。可以分为颈型、神经根型、椎动脉型、脊髓型、交感神经型、混合型等众多类型。

在颈椎病发病过程中,"动力平衡失调为先,静力平衡失调为主"。颈部肌肉为颈椎的动力平衡系统,骨骼、韧带、椎间盘为颈椎的静力平衡系统。因此,在颈椎病的发病过程中,既有椎间盘、韧带、椎体的退变,又有肌肉的劳伤。颈椎病属中医学"痹证""痿证""痰饮""眩晕""伤筋"等范畴。

(二) 治疗

1. 西医治疗 针对颈椎病的不同类型,采取不同的治疗方法。颈型颈椎病可口服非甾体抗炎药和骨骼肌松弛药;神经根型颈椎病可口服非甾体抗炎药及营养神经药;椎动脉型颈椎病可口服扩张血管药物;交感型颈椎病在口服非甾体抗炎药的同时配合扩张血管药;脊髓型颈椎病主要口服营养神经药。

同时可以应用牵引、理疗方法。对于症状严重、非手术治疗无效,尤其是脊髓型颈椎病患者,可采取手术治疗。

2. 中成药治疗　中成药治疗颈椎病,根据辨证结果,选用不同的中成药,可以发挥有效性、可补性、无害性、持续性等优势,可寓防于治,使预防、治疗和康复统一于一体。

二、中成药的辨证分类

中成药治疗颈椎病主要是辨证用药,常见辨证分类如下。

(一) 活血化瘀,行气止痛类

气滞血瘀引起的颈椎病,症见颈项肩臂疼痛麻木,以痛为重。多有受风寒史,往往久治不愈,疼痛难忍,夜间尤甚,舌质紫,苔白腻,脉弦紧。

常用中成药:颈痛颗粒、颈舒颗粒、芪麝丸、龙骨颈椎胶囊(片)。

(二) 温经通络,散风止痛类

发生颈椎间盘突出之后,若感受寒邪,致寒湿痹阻,经脉不畅,则会出现上肢冷痛沉重,寒凝酸楚,活动欠利,受寒及阴雨天加重等。舌质淡,舌苔薄白或腻,脉沉紧或濡缓。由于感受寒邪,寒主收引,故会引起血液循环障碍,可以伴发肢体肿胀等水液代谢异常。

常用中成药:颈复康颗粒、根痛平颗粒、骨刺消痛液、骨刺片。

(三) 补益肝肾,活血止痛类

颈椎病多属于退行性病变。肝主筋,肾主骨。肝肾不足不能濡养筋骨,则容易发生颈椎退变及颈椎间盘突出。颈椎退变和椎间盘突出发生后,遇到劳累或风、寒、湿等外邪侵袭后,气滞血瘀,闭塞不通,不通则痛。主要症状见颈项疼痛,痛处固定,筋脉弛缓,腰膝酸软,苔薄或腻,脉沉细或细滑。

常用中成药:壮骨伸筋胶囊、颈痛灵胶囊。

三、中成药

(一) 活血化瘀,行气止痛类

颈 痛 颗 粒

【药物组成】　三七、川芎、延胡索、羌活、白芍、威灵仙、葛根,辅料为 β-环糊精、糊精。

【处方来源】　《中国药典》2020 年版第一部。

【功能与主治】　活血化瘀,行气止痛。用于血瘀气滞,脉络闭阻所致的颈、肩及上肢疼痛,发僵或窜麻、窜痛。

【临床应用】

(1) 神经根型颈椎病:颈痛颗粒具有抗炎镇痛作用,联合旋提手法及功能锻炼可改善神经根型颈椎病患者的症状及体征,促进颈椎曲度及活动度的恢复,提高患者的生活质量;配合中药热熨治疗神经根型颈椎病气滞血瘀证,可有效改善颈肩背疼痛、麻木症状,改善上肢功能和颈项活动情况。有双盲、随机对照研究证实,颈痛颗粒治疗神经根型颈椎病,可以明显改善颈项痛、肢体痛、畏寒肢冷、乏力、气短、神疲等症状。

(2)颈性眩晕:颈性眩晕又称为椎动脉型颈椎病,属中医学"眩晕"范畴,常由肾经不足、气血亏虚、脉络瘀阻所致。颈痛颗粒可以活血化瘀、通络止痛,治疗颈性眩晕,改善眩晕症状。结合星状神经节阻滞治疗,具有协同解除椎-基底动脉痉挛,改善脑部供血供氧状况的作用。

【使用注意】

(1)忌烟、酒及辛辣、生冷、油腻食物,忌与茶同饮。

(2)妇女月经期停止用药。

(3)孕妇禁服。

(4)消化道溃疡及肝、肾功能减退者慎用。

(5)有引起谷丙转氨酶升高的报道。长期服用应定期监测肝、肾功能。

(6)过敏体质患者在用药期间可能有皮疹、瘙痒出现,停药后会逐渐消失,一般不需要做特殊处理。

【用法与用量】 开水冲服,一次1袋,一日3次,饭后服用,2周为1个疗程。

颈 舒 颗 粒

【药物组成】 三七、当归、川芎、红花、天麻、肉桂、人工牛黄,辅料为β-环糊精、糊精。

【处方来源】 《中国药典》2020年版第一部。

【功能与主治】 活血化瘀,温经通窍,止痛。用于瘀血阻络所致的颈肩部僵硬、疼痛,患侧上肢窜痛等。

【临床应用】 神经根型颈椎病:颈舒颗粒具有抗炎镇痛作用,对于神经根型颈椎病具有较好疗效。

【使用注意】

(1)服药期间,忌生冷、油腻食物,忌与茶同饮。

(2)有高血压、心脏病、糖尿病、肝病、肾病等严重慢性病者应慎用。

(3)儿童、经期及哺乳期妇女、年老体弱者应慎用。

(4)对本品过敏者禁用,过敏体质者慎用。

(5)孕妇禁用。

(6)服用后偶见轻度恶心,消化道溃疡患者慎用。

【用法与用量】 温开水冲服,一次6g(1袋),一日3次,1个月为1个疗程。

芪 麝 丸

【药物组成】 黄芪、川芎、人工麝香、青风藤、防己、人工牛黄。

【处方来源】 研制方,国药准字 Z20090978。

【功能与主治】 益气化瘀,祛风通络,舒筋止痛。用于气虚血瘀证所致的颈项部疼痛或不适,上肢放射性疼痛,上肢麻木,神疲乏力等症状。

【临床应用】 神经根型颈椎病:芪麝丸具有抗炎镇痛的作用,用于轻、中度神经根型颈椎病气虚血瘀证。

【使用注意】

(1) 孕妇忌服。

(2) 对本品过敏者忌服。

(3) 运动员慎用。

(4) 少数患者服用后出现窦性心动过缓或窦性心动过缓伴窦性心律不齐等。心动过缓者慎用。

(5) 个别患者服用后出现白细胞、血小板下降。临床用药期间注意检查血常规。

(6) 少数患者服用后出现轻度至中度的胃痛、胃胀、腹痛、腹胀和腹泻等胃肠道不适。消化道溃疡患者慎用。

【用法与用量】 口服,一次 25 丸,一日 2 次,4 周为 1 个疗程。

龙骨颈椎胶囊（片）

【药物组成】 地龙、马钱子（制）、红花、威灵仙、乳香（醋炒）、没药（醋炒）、骨碎补（砂烫）、香加皮。

【处方来源】 研制方,国药准字 Z20059004。

【功能与主治】 活血舒筋,通络止痛。本品用于颈椎病、骨性关节炎、肩周炎、坐骨神经痛等。

【临床应用】

(1) 颈椎病:龙骨颈椎胶囊具有改善微循环的作用,可促进血液循环,兴奋脊髓,且可降低压迫性神经病变,改善患者症状。本品与活血胶囊联用可改善颈椎病患者局部微循环障碍,减轻颈肩部疼痛,具有良好的效果。

(2) 肩周炎:龙骨颈椎胶囊具有镇痛作用,可用于治疗血瘀型肩周炎,症见关节疼痛。龙骨颈椎胶囊可通过改善患者局部微循环,缓解肩部疼痛。

【使用注意】

(1) 服药不能超出规定剂量。

(2) 运动员慎用。

(3) 孕妇和哺乳期妇女禁用。

【用法与用量】 口服,一次 5 粒,一日 3 次,饭后服用或遵医嘱。

（二）温经通络,散风止痛类

颈 复 康 颗 粒

【药物组成】 羌活、川芎、葛根、秦艽、威灵仙、苍术、丹参、白芍、地龙（酒炙）、红花、乳香（制）、黄芪、党参、地黄、石决明、煅花蕊石、关黄柏、炒王不留行、桃仁（去皮）、没药（制）、土鳖虫（酒炙）。

【处方来源】 研制方,国药准字 Z13022204。

【功能与主治】 活血通络,散风止痛。用于风湿痹阻所致头晕、颈项僵硬、肩背酸痛、手臂麻木等。

【临床应用】

(1) 椎动脉型颈椎病:颈复康颗粒具有改善血液流变学的作用,可通过活血化瘀,增加脑血流量,改善椎动脉型颈椎病的一系列临床症状。临床有颈复康颗粒分别配合长春西汀、灯盏花素注射液治疗椎动脉型颈椎病的报道。

(2)交感型颈椎病:临床有颈复康颗粒配合星状神经节阻滞治疗交感型颈椎病的报道。

(3)神经根型颈椎病:颈复康颗粒具有抗炎镇痛的作用,治疗神经根型颈椎病,能明显缓解症状与体征,对改善颈项疼痛、颈部压痛,消除肢体麻木及改善颈项活动范围疗效确切。结合颈椎牵引,能有效恢复颈椎的生理曲度,扩大椎间隙,减轻骨质增生,解除局部压迫症状,有效改善临床症状与体征。

(4)落枕:临床有颈复康颗粒治疗落枕的报道。

(5)频发短暂性脑缺血发作:临床有颈复康颗粒治疗频发短暂性脑缺血发作的报道。

(6)强直性脊柱炎:有临床报道,颈复康颗粒可有效缓解强直性脊柱炎患者的颈部疼痛。

【使用注意】

(1)忌生冷、油腻食物。

(2)有心脏病、肝病、糖尿病等严重慢性病者慎用。

(3)儿童、经期及哺乳期妇女、年老体弱者慎用。

(4)有报道,本品可能引起恶心、胃部不适等反应,消化道溃疡患者慎服。

(5)肾性高血压患者慎服。

(6)如有感冒、发热、鼻咽痛等,应暂停服用。

(7)有报道本品引起皮疹瘙痒。对本品过敏者禁用,过敏体质者慎用。

【用法与用量】 开水冲服,一次1~2袋,一日2次,饭后服用。

根痛平颗粒(片)

【药物组成】 白芍、葛根、桃仁(燀)、红花、乳香(醋炙)、没药(醋炙)、续断、狗脊(烫)、伸筋草、牛膝、地黄、甘草,辅料为蔗糖、糊精。

【处方来源】 《中国药典》2020年版第一部。

【功能与主治】 活血,通络,止痛。用于风寒阻络所致的颈腰疼痛、活动受限、肢体麻木。

【临床应用】

(1)神经根型颈椎病:根痛平颗粒(片)具有改善微循环、抗炎镇痛的作用,对神经根型颈椎病具有较好的疗效。

(2)腰椎间盘突出症:根痛平颗粒(片)可以消除神经根症状,对于腰椎间盘突出症伴有坐骨神经痛者,具有较好的疗效。

【使用注意】

(1)忌生冷、油腻食物。

(2)糖尿病患者及高血压、心脏病、肝病、肾病等严重慢性病者应慎用。

(3)儿童、经期及哺乳期妇女、年老体弱者应慎用。

(4)本品对胃肠道有轻度刺激作用,宜饭后服用。

(5)对本品过敏者禁用,过敏体质者慎用。

(6)孕妇忌用。

【用法与用量】 颗粒:开水冲服,一次1袋,一日2次,饭后服用。片剂:开水送服,一次1.5 g,一日3次。

骨刺消痛液

【药物组成】 乌梅、川芎、桂枝、独活、当归、草乌(金银花甘草水炙)、红花、川乌(金银花甘草水炙)、木瓜、麻黄、牛膝、铁丝威灵仙。

【处方来源】 研制方,国药准字 Z11020352。

【功能与主治】 祛风散寒,除湿通络,活血止痛。用于风、寒、湿邪闭阻经络所致的关节疼痛,屈伸不利,颈腰强直,酸胀疼痛,麻木等。

【临床应用】

(1)颈椎病:骨刺消痛液具有抗炎镇痛的作用,对于神经根型颈椎病,采用骨刺消痛液离子导入配合牵引治疗,可消炎、消肿、止痛,减轻神经根压迫状态,抑制增生组织的进一步恶化,从而达到康复的目的。

(2)骨性关节炎:将骨刺消痛液制成药袋热敷,配合骨刺消痛液熏洗,可疏通腠理,使气血流畅,有效缓解骨性关节炎患者疼痛症状。

【使用注意】

(1)放置可出现沉淀,不影响药品质量,摇后服用。

(2)注意按剂量服用,不宜过量。

(3)有文献报道服用本品可引起过敏反应、休克。对本品过敏者禁用。对酒精过敏者和不适饮酒者慎用。

(4)有文献报道过量服用本品致中毒。不可过量应用。

(5)运动员慎用。

【用法与用量】 口服,一次 10～15 mL,一日 2 次。外用,制成药袋热敷或直接熏洗。

骨 刺 片

【药物组成】 昆布、骨碎补、党参、桂枝、威灵仙、牡蛎(煅)、杜仲叶、鸡血藤、附片、川乌(制)、草乌(制)、延胡索(制)、白芍、三七、马钱子粉。

【处方来源】 《中国药典》2020 年版第一部。

【功能与主治】 散风邪,祛寒湿,舒筋活血,通络止痛。用于颈椎、胸椎、腰椎、跟骨等骨关节增生性疾病及风湿性关节炎、类风湿关节炎。

【临床应用】

(1)颈椎病:是由于颈椎间盘退变及继发的一系列病理改变,刺激或压迫邻近神经根、脊髓、椎动脉及颈部交感神经等组织,引起各种症状和体征的综合症候群。对于肝肾不足、风寒湿型、气血不畅型颈椎、胸椎、腰椎、跟骨等骨关节增生性疾病,临床上予骨刺片治疗,可祛风散寒除湿,舒筋活血,通络止痛,补肝肾,强筋骨,标本兼治,从而达到消除颈部一系列病变,改善颈椎病症状之目的。

(2)骨性关节病:骨性关节病属"骨痹"范畴,多为年老体弱,卫阳不固,感受风、寒、湿邪,流注经络关节,气血运行不畅而发病。本品能使长期处于紧张状态的肌肉组织松弛,使局部组织血液循环和营养状态得以改善,关节内无菌性炎症消失,抑制骨刺形成,从而达到治疗的目的。对于颈腰椎有神经根受压症状时,应配合颈颌、骨盆牵引;膝骨关节炎急性发作期可配合威灵仙注射液、普鲁卡因针关节腔内注射治疗;跟骨配合中药外用熏洗,可增加疗效,缩短疗程。

【使用注意】

（1）本品含士的宁、乌头碱，不得任意增加服用量，不宜长期连续服用。

（2）严重心脏病，高血压，肝、肾疾病患者及孕妇忌服。

（3）感冒发热时忌服。

【用法与用量】 片剂：饭后服用，一次 3 片，一日 3 次。丸剂：水蜜丸一次 6 g，大蜜丸一次 1 丸，一日 2～3 次。

（三）补益肝肾，活血止痛类

壮骨伸筋胶囊

【药物组成】 淫羊藿、肉苁蓉、骨碎补、鹿衔草、延胡索、鸡血藤、威灵仙、炙狗骨、人参、白茯苓、洋金花、生山楂。

【处方来源】 《中国药典》2020 年版第一部。

【功能与主治】 补益肝肾，强筋壮骨，活络止痛。用于肝肾两虚、寒湿阻络所致的肩臂疼痛、麻木、活动障碍。

【临床应用】

（1）神经根型颈椎病：壮骨伸筋胶囊具有抗炎镇痛作用，可缓解肝肾两虚型神经根型颈椎病患者的疼痛感，提高临床疗效。

（2）膝骨关节炎：口服壮骨伸筋胶囊结合中药熏洗对膝骨关节炎关节疼痛、活动功能、肌力有明显改善作用。

（3）腰椎间盘突出症术后疼痛：有壮骨伸筋胶囊口服治疗腰椎间盘突出症术后疼痛的报道。

（4）跟骨骨折术后跟痛症：壮骨伸筋胶囊具有防治骨质疏松的作用。跟骨骨折术后可能继发局部骨质疏松导致跟痛症。有壮骨伸筋胶囊治疗跟骨骨折术后跟痛症的报道。

【使用注意】

（1）有报道提示，壮骨伸筋胶囊可致眼结膜充血及视物模糊、视力下降、复视等视觉障碍。青光眼患者禁服。

（2）孕妇禁服。

（3）儿童慎用。

（4）本品含有毒洋金花，不宜超量服用。

（5）有文献报道，口服本品出现急性尿潴留，高血压、心脏病患者慎用。

（6）有文献报道，服用本品后出现过敏反应。对本品过敏者禁用，过敏体质者慎用。

【用法与用量】 口服，一次 6 粒，一日 3 次，4 周为 1 个疗程，或遵医嘱。

颈痛灵胶囊

【药物组成】 熟地黄、何首乌（制）、黑芝麻、当归、丹参、黄芪、天麻、葛根、千年健、地枫皮、枸杞子、白芍、骨碎补、威灵仙、狗脊、蛇蜕、桂枝、牛膝、木瓜、乳香（炒）、没药（炒）、山药、槲寄生、甘草、人参、鹿茸、人工麝香。

【处方来源】 国药准字 Z20020038。

【功能与主治】 滋肝补肾，活络止痛。用于颈、肩、臂、手指的疼痛、麻木以及颈部僵硬，眩晕头痛,腰膝酸痛,怕冷恶风等症。

【临床应用】 颈椎病:颈痛灵胶囊具有改善血流变、抗炎镇痛的作用,治疗肝肾不足兼风寒湿型或气滞血瘀型的颈椎病,对颈部疼痛、活动受限、手臂麻木、头晕头痛等症状有明显改善作用。

【使用注意】

(1) 孕妇忌服。

(2) 高血压患者慎用。

(3) 运动员慎用。

【用法与用量】 口服,一次2粒,一日2次。

第三节 肩 周 炎

一、概述

(一) 概念

肩关节周围炎(以下简称"肩周炎")是一种中老年人的常见病,又称"粘连性关节囊炎""凝肩""漏肩风"或"冻结肩"等。高发年龄在40~60岁,又称"五十肩"。主要表现为肩关节疼痛和功能受限,临床发病率达20.6%。通常认为肩周炎有一定自愈倾向,但自然病程长达6个月至3年,甚至更长,给患者带来极大痛苦和不便。如果不给予积极治疗,虽然肩关节功能有所恢复,但可能永远无法恢复到客观上正常的状态。肩周炎治疗的目的在于去除疼痛,恢复功能。

肩关节周围炎以肩痛为其显著临床特点,属于中医"痹证"范畴。中医辨证可分为风寒湿型、气滞血瘀型、气血亏虚型、肝肾亏虚型和脾虚湿困型,共5种证型;而根据病因则可分为外伤型、退变型(五十肩)、风寒型(冻结肩、漏肩风)、中风型和糖尿病型5种。

(二) 治疗

1. 西医治疗 目前对肩周炎主要是保守治疗,包括口服非甾体消炎镇痛药、物理治疗、痛点局部封闭等综合疗法。同时进行关节功能练习,包括主动与被动外展、旋转、屈伸及环转运动。如以上治疗效果欠佳,可在全身麻醉下手法松解,以恢复关节活动范围。

2. 中成药治疗 中成药治疗肩周炎多为活血化瘀,行气血,强筋骨,以达到改善患者生活质量的目的。

二、中成药的辨证分类

肩周炎患者的共同病理基础是肩关节处的肱二头肌腱、关节囊、喙肩韧带、滑囊等组织发生水肿、炎症、充血等。中成药治疗肩周炎的基本机制是减少组织水肿与炎症的发生。但是不同中成药尚有其他不同的药效,内服中成药可减轻水肿及炎症的发生,还可扩张血管,改善血液流变学。中成药外用治疗肩周炎可通过改善局部血管通透性,改善微循环来缓解疼痛,加速药物吸收,从而达到治疗效果。中成药治疗肩周炎须辨证用药。常见辨证分类及主要中成药如下。

(一) 活血化瘀类

肩周炎血瘀阻滞者,主要表现为肩部肿胀,疼痛拒按,以夜间为甚,舌质暗或有瘀斑,舌苔白或薄黄,脉弦或细涩。

肩周炎血瘀阻滞者主要病理变化是,关节囊肥厚、挛缩,增生充血,血管和滑膜与紊乱的胶原纤维沉积,组织瘢痕形成。

活血化瘀类中成药可扩张血管,改善血液流变学,促进血液循环,缓解痉挛,减轻疼痛。

常用中成药:伸筋片、肿痛气雾剂(搽剂)、消痛贴膏、沉香十七味丸、雪山金罗汉止痛涂膜剂。

(二) 祛风除湿类

肩周炎风寒湿痹者,症状主要为肩部窜痛,遇风寒痛增,得温痛缓,畏风恶寒,或肩部有沉重感,舌质淡,苔薄白或腻,脉弦滑或弦紧。

肩周炎风寒湿痹者主要的病理变化是,肩袖间隙关节囊肥厚,腋区关节囊(包括滑膜组织)增厚水肿,喙突下脂肪三角因脂肪浸润出现闭塞,周围组织粘连和关节囊内组织纤维化。

祛风除湿类中成药能够降低毛细血管的通透性,减轻炎症肿胀,具有抗炎、镇痛、调节机体免疫功能等作用。

常用中成药:羌黄祛痹颗粒、祛痹舒肩丸、镇痛活络酊、万通筋骨片、强筋健骨胶囊(丸)、稀莶丸(胶囊)、复方南星止痛膏、祖师麻片(凝胶膏)、三乌胶等。

(三) 益气补血类

肩周炎气血亏虚者,症状主要表现为肩部酸痛,劳累后疼痛加重,伴头晕目眩,气短懒言,心悸失眠,四肢乏力,舌质淡,苔少或白,脉细弱或沉。

肩周炎气血亏虚者主要病理变化是,血管通透性升高,炎症渗出物增多,水肿、疼痛,机体免疫功能降低。

益气补血类中成药能够提高机体免疫能力,减轻气虚心悸、头晕、失眠症状,同时保护软骨组织。

常用中成药:风湿液、痹祺胶囊。

三、中成药

(一) 活血化瘀类

伸 筋 片

【药物组成】 马钱子(砂烫)、红花、乳香(醋制)、没药(醋制)、地龙、防己、香加皮、骨碎补(砂烫)。

【处方来源】 研制方,国药准字 Z20044425。

【功能与主治】 舒筋通络,活血祛瘀,消肿止痛。用于寒湿瘀血阻络所致的关节筋肉疼痛肿胀,遇寒遇劳加重,甚者麻木,活动屈伸不利等。

【临床应用】 肩周炎:伸筋片具有镇痛、抗炎作用,主要用于治疗寒湿瘀血阻络型肩周炎,症见肩关节筋肉疼痛肿胀,遇寒遇劳加重,甚者麻木,活动屈伸不利。

【使用注意】

(1) 肝、肾功能不全者慎用。

(2) 本品含有毒中药马钱子,不宜长期服用,不宜过量服用。

(3) 运动员慎用。

【用法与用量】 口服,一次3片,一日3次,饭后服用。

肿痛气雾剂(搽剂)

【药物组成】 七叶莲、三七、雪上一枝蒿、滇草乌、金铁锁、玉葡萄根、灯盏细辛、金叶子、重楼、火把花根、八角莲、披麻草、白及等19味药(保密方)。

【处方来源】 研制方,国药准字 Z20025741。

【功能与主治】 消肿镇痛,活血化瘀,舒筋活络,化痰散结。用于跌打损伤、风湿关节痛、肩周炎、痛风关节炎、乳腺小叶增生。

【临床应用】

(1) 肩周炎:肿痛气雾剂具有抗炎镇痛作用,可用于治疗瘀血阻络型肩周炎,症见肩部疼痛拒按等。

(2) 腰椎间盘突出症:肿痛气雾剂具有改善微循环的作用,在治疗腰椎间盘突出症时,可通过药物离子透皮吸收,提高药物利用度,改善血液循环。

(3) 类风湿关节炎:肿痛搽剂可与痛舒胶囊、补肾壮骨温经汤等联合用药治疗类风湿关节炎,用药后可减少关节处疼痛次数,减轻肿胀度,改善关节炎症反应,恢复关节功能。

(4) 膝骨关节炎:肿痛气雾剂具有止痛、抗炎的作用,外用治疗膝骨关节炎可快速作用于患部,改善症状,缓解疼痛。

(5) 急性软组织损伤:主要表现为皮肤组织、筋膜、关节囊、滑膜囊等部位的损伤,症见局部疼痛、压痛、肿胀等。肿痛气雾剂可明显缓解疼痛和软组织肿胀,具有较好的疗效。

(6) 坐骨神经痛:外用肿痛搽剂配合电针治疗坐骨神经痛疗效确切,适宜的电针刺激能激发神经功能传导,提高痛阈值,有效地缓解神经疼痛。

(7) 肱骨外上髁炎:有肿痛气雾剂联合痛舒胶囊治疗肱骨外上髁炎的报道。

【使用注意】

(1) 局部破损或感染者慎用。

(2) 孕妇慎用。

【用法与用量】 外用,摇匀喷于伤患处,一日2~3次。

消痛贴膏

【药物组成】 独一味、棘豆、姜黄、花椒、水牛角、水柏枝。

【处方来源】 《中国药典》2020 年版第一部。

【功能与主治】 活血化瘀,消肿止痛。用于急慢性扭挫伤、跌打瘀痛、骨质增生、风湿及类风湿疼痛,亦适用于落枕、肩周炎、腰肌劳损和陈旧性伤痛等。

【临床应用】

(1) 肩周炎:消痛贴膏具有抗炎镇痛作用,可用于治疗慢性劳损、外伤筋骨引起的肩周炎,症见肩周疼痛、局部肿胀、肩关节活动功能受阻等,能够缓解局部压痛、静息痛、减轻局部肿胀度。

(2)膝骨关节炎:消痛贴膏具有改善微循环的作用,可用于治疗膝骨关节炎,能够减轻膝关节疼痛程度,改善关节活动功能,改善肌力。临床上常与膝关节腔内注射玻璃酸钠注射液联合应用,提高治疗效果。

(3)腰肌劳损:消痛贴膏可用于治疗腰肌劳损,能够有效消除疼痛,减轻腰肌压痛,改善腰部功能障碍程度。临床上可联合通经调脏推拿手法以提高治疗效果。

【使用注意】

(1)皮肤破伤处不宜使用。

(2)过敏体质患者可能有胶布过敏或药物接触性瘙痒反应,甚至出现红肿、水疱等。过敏体质者慎用,皮肤过敏者停用。

(3)孕妇慎用。

(4)小儿、年老患者慎用。

【用法与用量】 外用,将小袋内稀释剂均匀涂在药垫表面,润湿后直接敷于患处或穴位,每贴敷24小时。

沉香十七味丸

【药物组成】 沉香、苦参、马钱子(制)、木香、丁香、肉豆蔻、草乌(制)、紫河车(干)、广枣、黑云香、兔心。

【处方来源】 蒙药,国药准字 Z21021226。

【功能与主治】 通脉,止痛。用于骨质增生、颈椎病、肥大性脊柱炎、肩周炎、坐骨神经痛、三叉神经痛、面瘫,面肌痉挛引起的疼痛、瘀肿、功能障碍等症状。

【临床应用】

(1)肩周炎:沉香十七味丸具有抗炎镇痛的作用,可用于治疗气血瘀阻型肩周炎,症见肩部麻木,疼痛拒按,局部肿胀等。本品能明显减轻患者局部疼痛,缓解局部肿胀程度,改善肩关节活动度。

(2)颈椎病:沉香十七味丸具有改善局部血液循环的作用,可用于治疗颈椎病,症见颈肩部疼痛,部分患者伴有眩晕,严重者出现四肢瘫痪等。本品能明显减轻颈椎疼痛,改善颈部活动能力,临床上常与蒙药珍宝丸联合应用,以提高临床疗效。对于伴有颈部骨质增生的颈椎病,能在短期内取得疗效。

(3)心绞痛:沉香十七味丸可用于治疗心绞痛,能够改善房室或室内传导阻滞,缓解胸闷气短,减轻胸部闷胀性、压榨性、窒息性疼痛等症状。

【使用注意】

(1)本品含草乌,为有毒中药,不可过量服用。

(2)孕妇慎用。

【用法与用量】 口服,一次14～24粒,一日1～2次。

雪山金罗汉止痛涂膜剂

【药物组成】 铁棒槌、延胡索、五灵脂、雪莲花、川芎、红景天、秦艽、桃仁、西红花、冰片、麝香。

【处方来源】 研制方,国药准字 Z20010095。

【功能与主治】 活血,消肿,止痛。用于急慢性扭挫伤、风湿性关节炎、类风湿关节炎、痛风、肩周炎、骨质增生所致的肢体关节疼痛肿胀,以及神经性头痛。

【临床应用】

(1)肩周炎:雪山金罗汉止痛涂膜剂具有抗炎镇痛作用,可用于治疗肩周炎,缓解肩关节局部疼痛,减轻局部肿胀度,改善关节活动功能,缓解肩周局部麻木等症状。

(2)痛风性关节炎:雪山金罗汉止痛涂膜剂联合双氯芬酸钠缓释片治疗急性期痛风性关节炎,可以缓解关节疼痛,减轻炎症反应,改善关节功能。尤其对于瘀血阻络型痛风性关节炎,能有效缓解关节压痛、红肿,缓解局部肌肤发热,改善关节活动度。

(3)风湿性关节炎:雪山金罗汉止痛涂膜剂用于治疗风湿性关节炎瘀血痹阻证,能够缓解关节游走窜痛或肿痛,缓解关节因受累而导致的红、肿、热、痛,缓解关节麻木、屈伸不利。

(4)踝关节扭伤:雪山金罗汉止痛涂膜剂用于治疗踝关节扭伤,能够缓解踝关节肿痛,促进踝关节功能的恢复。

【使用注意】

(1)本品为外用药,禁止内服。

(2)切勿接触眼睛、口腔等黏膜处。本品不宜长期或大面积使用。

(3)儿童、年老体弱者应慎用。

(4)对本品过敏者禁用,过敏体质者慎用。

【用法与用量】 将适量药液直接均匀地涂在患处,使皮肤表面形成膜状,每日用药 2～3 次(建议:将皮肤按摩或热敷后用药,效果更佳,急性扭挫伤除外)。

(二)祛风除湿类

羌黄祛痹颗粒

【药物组成】 姜黄、羌活、当归、赤芍、海桐皮、白术、甘草。

【处方来源】 研制方,国药准字 Z20080230。

【功能与主治】 祛风除湿,散寒化瘀,通络止痛。用于风寒湿痹所致的肩部疼痛,肩不能举,肩部怕冷,得暖痛减等症,舌质淡,苔白,脉弦或弦细。

【临床应用】 肩周炎:羌黄祛痹颗粒具有抗炎镇痛作用,可用于治疗肩周炎属风寒湿痹证,症见肩部疼痛,肩不能举,肩部怕冷等。用药 7 日后,肩部活动痛、肩周压痛、肩部畏寒疼痛积分下降,用药 14 日后肩部活动痛积分下降,用药 28 日后肩部静止痛、活动痛及肩周压痛明显缓解,本品能较好地缓解肩周炎肩部疼痛。

【使用注意】

(1)哺乳、妊娠或准备妊娠的妇女慎用。

(2)过敏体质及对多种药物过敏者慎用。

(3)个别患者出现肝功能异常,服药期间应定期进行肝功能检测。

【用法与用量】 开水冲服,一次 8 g,一日 3 次。

祛痹舒肩丸

【药物组成】 桂枝、羌活、黄芪、骨碎补、淫羊藿、威灵仙、秦艽、当归、三七、黄精、巴戟天、延胡索(醋制)、夏天无、地龙。

【处方来源】 研制方,国药准字 Z10950069。

【功能与主治】 祛风寒,强筋骨,益气血,止痹痛。用于风寒痹证所致的肩部怕冷,遇热痛缓,肩痛日轻夜重,肩部肌肉萎缩等。

【临床应用】 肩周炎:祛痹舒肩丸具有抗炎镇痛作用,可用于治疗风寒外袭之痛痹型肩周炎,症见肩部疼痛、局部压痛、肩关节活动不利等。祛痹舒肩丸能够缓解患者肩部疼痛,增加肩关节活动度,尤其在缓解肩部疼痛方面更为明显,服药第 2 周疼痛及活动度均会有所好转,服药第 4 周后疼痛逐渐消失。

【使用注意】

(1) 偶见服药后胃部胀满不适,停药后多可自行缓解。

(2) 孕妇忌服。

【用法与用量】 饭后口服,一次 7.5 g,一日 2 次,4 周为 1 个疗程。

镇 痛 活 络 酊

【药物组成】 草乌、半夏、川乌、樟脑、栀子、大黄、木瓜、天南星、羌活、独活、路路通、花椒、苏木、蒲黄、香樟木、赤芍、红花。

【处方来源】 研制方,国药准字 Z20040069。

【功能与主治】 舒筋活络,祛风定痛。用于急慢性软组织损伤、关节炎、肩周炎、颈椎病、骨质增生、坐骨神经痛及劳累损伤等筋骨酸痛症。

【临床应用】

(1) 肩周炎:镇痛活络酊具有抗炎镇痛作用,可用于治疗肩周炎,症见肩关节剧烈疼痛,夜间加重,肩关节周围压痛明显,肩关节活动受限等,尤其对缓解肩部疼痛疗效较好,在临床上也可用艾灸盒置于患处艾灸辅助治疗,以提高疗效。

(2) 骨性关节病:镇痛活络酊可用于脏腑经脉气血闭阻不通而致的骨性关节病,能有效缓解各个部位(颈、肩、腰椎、膝关节、踝关节、跟骨等)骨质增生导致的疼痛,改善因关节疼痛导致的活动受限,且随着疗程的增加,其疗效逐渐增强。治疗膝骨关节炎,能够降低 VAS 评分,缓解疼痛,改善膝关节屈伸度,较好地增强膝骨关节炎患者肌力。在临床上也可联合关节腔内注射玻璃酸钠以增强疗效,提高患者生活质量。

(3) 椎动脉型颈椎病:镇痛活络酊可用于治疗椎动脉型颈椎病,能够改善局部微循环,缓解头痛、头晕、耳鸣、眼花、记忆力减退及头颅旋转时加重等症状,改善颈部慢性劳损症状,促进患者恢复正常的生活及工作。

(4) 类风湿关节炎:镇痛活络酊可用于治疗类风湿关节炎,能够有效地促进关节功能恢复,减轻关节肿胀,缓解关节疼痛,缩短晨僵时间,也可辅助常规西药治疗,提高临床疗效。

【使用注意】

(1) 儿童、孕妇禁用。

(2) 本品为外用药,禁止内服。

(3) 切勿接触眼睛、口腔、鼻等黏膜处,如不慎溅入,用清水冲洗。

(4) 颈部以上部位尤其面部不宜使用,皮肤破溃或感染处禁用。

(5) 严禁包扎药垫超时使用。

（6）糖尿病患者、经期及哺乳期妇女慎用，年老体弱者慎用。

（7）本品不宜长期或大面积使用，使用过程中如出现皮肤过敏，如红斑、水疱，应暂停使用。

【用法与用量】 外用，一次按喷 3～5 下，一日 2～3 次，先将药液喷于药垫上，再用手将药垫按压（或用绷带固定）于痛处或相关穴位，一般一次按压 3～15 分钟。

万 通 筋 骨 片

【药物组成】 川乌（制）、草乌（制）、马钱子（制）、淫羊藿、牛膝、羌活、贯众、黄柏、乌梢蛇、鹿茸、续断、乌梅、细辛、麻黄、桂枝、红花、刺五加、金银花、地龙、桑寄生、甘草、骨碎补（烫）、地枫皮、没药（制）、红参。

【处方来源】 研制方，国药准字 Z20025183。

【功能与主治】 祛风散寒，通络止痛。用于痹证、肩周炎、颈椎病、腰腿痛、肌肉关节疼痛、屈伸不利等。

【临床应用】

（1）肩周炎：万通筋骨片具有抗炎镇痛作用，可减少局部充血或体液外渗，用于治疗风寒外袭，症见肌肉关节疼痛，屈伸不利的肩周炎。联合曲安奈德注射液治疗肩周炎，通过内服万通筋骨片，压痛点注射曲安奈德注射液，可改善患者上肢活动不利，明显缓解肩关节疼痛，改善肩关节功能。

（2）颈椎病：颈椎骨质增生或椎间盘突出引起的颈部疼痛，严重时还可刺激压迫脊神经根，万通筋骨片可减轻患者颈痛和肩痛，促使颈椎功能恢复。

（3）腰椎间盘突出症：万通筋骨片可缓解腰椎间盘突出症引起的腰痛，恢复腰部基本活动功能。

（4）软组织挫伤：万通筋骨片治疗软组织挫伤，通过减轻局部肿胀疼痛、瘀血，改善损伤程度及全身症状。

【使用注意】

（1）哺乳期妇女、肝肾功能不全者慎用。

（2）脾胃虚弱者慎用。

（3）高血压、心脏病患者慎用。

（4）本品含制川乌、制草乌、制马钱子等有毒中药，使用本品出现不良反应时，应停药。

（5）运动员慎用。

（6）对本品及其成分过敏者禁用。

（7）婴幼儿禁用。

（8）不宜长期用药。

（9）应用过程中应定期检查肝、肾功能。

【用法与用量】 口服，一次 2 片，一日 2～3 次。

强筋健骨胶囊（片）

【药物组成】 川乌（制）、草乌（制）、马钱子（制）、续断、木瓜、川牛膝、天南星（制）、半夏（制）、陈皮、党参、钩藤、百草霜、礞石。

【处方来源】 研制方，国药准字 Z20173025。

【功能与主治】 祛风除湿,强筋健骨。用于肢体麻痹,筋骨疼痛,风湿麻木,腰膝痿软。

【临床应用】

(1)肩周炎:强筋健骨胶囊具有抗炎镇痛的作用,治疗风湿外侵,症见肩关节僵硬肿胀、疼痛不适、活动不利的肩周炎,能够改善肩关节各方向活动度,明显缓解疼痛。强筋健骨胶囊联合双氯芬酸钠肠溶片治疗,优于单用双氯芬酸钠肠溶片治疗,疗效随治疗时间的延长而增强。两药联合可缩短治疗时间,减少治疗中的不良反应。

(2)颈椎病:强筋健骨胶囊治疗颈椎病镇痛作用起效快,作用持久,能够缓解颈肩麻痛、放射痛,且可增强患者体力,缓解颈椎疲劳。

(3)骨性关节病:口服强筋健骨胶囊,同时进行患肢牵引及外展承重治疗骨性关节病,能够保护和修复关节软骨,防止软骨的退变,较快改善骨性关节病症状,改善患肢功能。本品治疗膝骨关节炎疗效确切。

(4)骨质疏松症:强筋健骨胶囊具有抗骨质疏松的作用,可促进骨形成和抑制骨吸收,并可通过调节内分泌、免疫系统功能,延缓老年性骨质疏松的发生、发展。本品联合鲑鱼降钙素治疗骨质疏松症,可改善患者骨代谢,降低破骨细胞活性,明显缓解疼痛,具有较好的疗效。

(5)急性软组织损伤:强筋健骨胶囊治疗急性软组织损伤,可以消除肿胀,缓解疼痛,改善功能。

【使用注意】

(1)本品含士的宁、乌头碱,不得任意增加服用量,不宜长期连续服用。

(2)若出现恶心、呕吐、腹痛、腹泻,头晕眼花,口舌、四肢及全身发麻,畏寒,继之瞳孔散大、视物模糊、呼吸困难、手足抽搐、躁动、大小便失禁应停服,并立即对症处理。

(3)心血管疾病患者和肝、肾功能不全患者慎用。

(4)运动员慎用。

(5)严重心脏病、高血压,严重肝、肾疾病患者及孕妇忌服。

【用法与用量】 用黄酒或温开水送服,一次 4～6 粒,一日 2 次。

豨莶丸(胶囊)

【药物组成】 豨莶草。

【处方来源】 《中国药典》2020 年版第一部。

【功能与主治】 清热祛湿,散风止痛。用于风湿热阻所致的肢体麻木,腰膝酸软,筋骨无力,关节疼痛,亦用于半身不遂,风疹湿疮。

【临床应用】

(1)肩周炎:豨莶丸(胶囊)具有抗炎镇痛作用,可用于湿热闭阻所致肩周炎,症见肩部麻木、疼痛、劳累后疼痛加剧、活动受限等。本品能明显改善局部疼痛,减轻局部肿胀,改善肩关节活动度。

(2)膝骨关节炎:豨莶丸(胶囊)可用于治疗膝骨关节炎,能明显降低 WOMAC 评分,保护处于病变条件下的软骨,减轻或改善已发行退行性改变的关节软骨的病变程度。

【使用注意】

(1)避风寒湿邪。

(2)血虚者忌用。

（3）孕妇忌用。

（4）小儿慎用。

【用法与用量】 口服,一次1丸,一日2～3次。

复方南星止痛膏

【药物组成】 生天南星、生川乌、丁香、肉桂、白芷、细辛、川芎、徐长卿、乳香(制)、没药(制)、樟脑、冰片。

【处方来源】 研制方,国药准字 Z10970019。

【功能与主治】 散寒除湿,活血止痛。用于寒湿瘀阻所致的关节疼痛,肿胀,活动不利,遇寒加重。

【临床应用】

（1）肩周炎:复方南星止痛膏具有抗炎镇痛作用,可用于治疗寒湿瘀阻所致肩周炎,症见肩关节疼痛、肿胀、活动不利、遇寒加重等。临床有配合穴位注射祛痹痛注射液,用药3周后疼痛明显缓解,2个月后疼痛基本消失的报道。

（2）颈型颈椎病:复方南星止痛膏具有改善微循环的作用,对颈型颈椎病有较好的治疗效果,能显著降低 VAS 评分,改善颈椎活动度,促进机体功能恢复,使患者恢复正常活动和工作。

（3）强直性脊柱炎:复方南星止痛膏对强直性脊柱炎具有较好的疗效,可明显降低活动性指数及脊柱关节疼痛 VAS 评分,缩短晨僵时间,改善功能,降低关节肿胀度。

（4）膝骨关节炎:复方南星止痛膏可用于膝骨关节炎的治疗,尤其对寒湿痹阻型膝骨关节炎有较好的疗效,能明显降低患者 VAS 疼痛评分,缩短疼痛缓解时间,减轻关节肿胀,促进关节活动能力的恢复,缓解患肢遇寒加重的症状。

（5）急性闭合性软组织损伤:复方南星止痛膏可用于治疗急性闭合性软组织损伤,能有效减轻损伤局部的疼痛、肿胀,缓解局部功能障碍。

【使用注意】

（1）本品为外用药,禁止内服。

（2）皮肤破溃或感染处禁用,有出血倾向者慎用。

（3）经期及哺乳期妇女慎用,儿童、年老体弱者慎用。

（4）本品含有毒性成分,不宜长期或大面积使用,用药后皮肤过敏(皮肤瘙痒明显)者应及时自行揭除,停止使用,症状严重者应对症处理。

（5）个别患者会出现过敏性紫癜,对本品过敏者禁用,过敏体质者慎用。

【用法与用量】 外贴,选最痛部位,每次最多贴3个部位,24小时。隔日1次,3次为1个疗程。

祖师麻片(凝胶膏)

【药物组成】 祖师麻。

【处方来源】 《中国药典》2020 年版第一部。

【功能与主治】 祛风除湿,活血止痛。用于寒湿阻络所致的关节痛,遇寒痛增,得热痛减,以及腰、腿、肩部痛。

【临床应用】

（1）肩周炎：祖师麻片具有抗炎镇痛作用，可用于治疗寒湿阻络型肩周炎，症见关节疼痛，遇寒痛增，得热痛减等，能够减轻肩关节疼痛，增强肩关节活动能力及肩部肌肉力量。临床上常联合封闭疗法，以提高疗效。

（2）类风湿关节炎：祖师麻片可用于类风湿关节炎的治疗，能够降低关节疼痛指数及肿胀指数，提高握力，缩短晨僵时间等。

（3）骨性关节病：祖师麻片可用于骨性关节病的治疗，能够减轻患者关节疼痛程度，缓解关节僵硬，提高关节功能的恢复程度。临床上有与尼美舒利联合使用的报道。

【使用注意】

（1）孕妇慎用。

（2）热痹者慎用。

（3）有胃病者可饭后服用，并配合健胃药使用。

【用法与用量】 口服，一次 3 片，一日 3 次，4 周为 1 个疗程。

三 乌 胶

【药物组成】 草乌、生川乌、何首乌、附子（附片）、生白附子、乳香、冰糖、鲜猪蹄。

【处方来源】 研制方，国药准字 Z53020144。

【功能与主治】 祛寒除湿，祛风通络，活血止痛，强筋健骨。用于风寒湿邪、风痰、瘀血引起的风湿麻木，骨节肿痛，腰腿疼痛，四肢瘫痪，陈伤劳损，中风偏瘫，口眼㖞斜，失语等。

【临床应用】

（1）肩周炎：三乌胶具有抗炎镇痛的作用，可用于治疗风、寒、湿邪外侵，瘀血阻滞引起的肩周炎，症见肩部麻木、疼痛，局部肿胀，活动不利等，能够减轻局部静息痛及压痛，缓解局部肿胀程度，提高关节活动度。

（2）类风湿关节炎：三乌胶可用于治疗类风湿关节炎，能改善类风湿关节炎患者的关节功能，明显降低关节的肿胀度和疼痛感，常与甲氨蝶呤、柳氮磺胺吡啶等联合应用，以提高临床疗效。

【使用注意】

（1）感冒发热者禁服。

（2）孕妇、儿童禁服。

（3）本品含毒性中药，剂量不宜过大。

【用法与用量】 用开水烊化兑酒服或鲜肉汤炖服，一次 5 g，一日 2 次，饭后服。老人、儿童酌减，重症、顽症酌加。

（三）益气补血类

风 湿 液

【药物组成】 独活、寄生、羌活、防风、秦艽、木瓜、鹿角胶、鳖甲胶、牛膝、当归、白芍、川芎、红花、白术、红曲、甘草。

【处方来源】 研制方，国药准字 Z51021692。

【功能与主治】 补益肝肾，养血通络，祛风除湿，抗炎，镇痛。用于肝肾血亏，风寒湿邪所致的骨关节疼痛，四肢麻木；或肢体关节肌肉疼痛，麻木重着，屈伸不利，关节肿大等。

【临床应用】

（1）肩周炎：风湿液具有抗炎镇痛作用，可用于治疗肩周炎，症见肩周活动痛、局部肿胀、压痛明显等，能够明显减轻肩部休息痛、活动痛，提高压痛指数，改善关节功能，临床上有与美洛昔康联用治疗肩周炎的报道。

（2）老年膝骨关节炎：风湿液对老年膝骨关节炎具有较好的临床疗效，能改善患者 VAS 评分，明显缓解患者的疼痛症状，最大程度恢复膝关节功能。临床上也常与玻璃酸钠联合应用，能明显提高临床疗效，降低不良反应的发生率。

（3）老年骨质疏松症引起的疼痛：风湿液具有补益肝肾的作用，可用于老年骨质疏松症引起的疼痛，并有益于骨质的生长。

【使用注意】

（1）湿热痹痛者，不宜服用。

（2）个别患者口服风湿液出现过敏反应，症见心慌气促，胸闷，出冷汗，四肢湿冷，全身瘙痒，针刺样感觉。对本品过敏者禁服。

（3）孕妇慎用。

（4）忌生冷、油腻食品。

【用法与用量】　口服，一次 10～15 mL，一日 2～3 次。

痹 祺 胶 囊

【药物组成】　马钱子（调制粉）、党参、白术、茯苓、丹参、三七、川芎、牛膝、地龙、甘草。

【处方来源】　《中国药典》2020 年版第一部。

【功能与主治】　益气养血，祛风除湿，活血止痛。用于气血不足，风湿瘀阻，肌肉关节酸痛，关节肿大、僵硬、变形或肌肉萎缩，气短乏力等。

【临床应用】

（1）肩周炎：痹祺胶囊具有抗炎镇痛作用，可用于治疗因血气不足、风湿瘀阻所致的肩周炎，症见肌肉、关节疼痛，抬举无力，局部肿胀等，能明显缓解疼痛症状，降低压痛指数，改善肩关节活动。

（2）腰肌劳损：痹祺胶囊治疗腰肌劳损，可以抑制多种炎症因子，缓解腰痛症状。

（3）腰椎间盘突出症：痹祺胶囊联合推拿疗法可治疗腰椎间盘突出症，能明显降低 VAS 评分，升高腰椎 JOA 评分，减轻患处疼痛，改善腰椎活动。

（4）膝骨关节炎：痹祺胶囊可以保护关节软骨，联合氨基葡萄糖胶囊和玻璃酸钠治疗膝骨关节炎具有较好的临床疗效，能有效降低膝关节炎症反应，缓解患肢症状，改善膝关节功能。

（5）类风湿关节炎：痹祺胶囊治疗类风湿关节炎，可以缓解疼痛，改善功能。

【使用注意】

（1）本品含有毒中药马钱子，有服用本品出现恶心、呕吐、呼吸困难、心烦、双腿发麻等症状的报道，不可过量服用。

（2）孕妇忌服。

【用法与用量】　口服，一次 4 粒，一日 2～3 次。

第四节 急性腰扭伤

一、概述

(一) 概念

急性腰扭伤是指腰部肌肉、筋膜、韧带、椎间小关节、腰骶关节的急性损伤,是急性软组织损伤的一种特殊类型,是骨伤科门诊常见病之一,俗称"闪腰""岔气",属中医学"腰痛"的范畴。

急性腰扭伤是由腰骶部肌肉等软组织撕裂而产生炎性反应及脊椎两侧后关节的关节突受到肌肉张力的牵拉造成关节面轻微错动,使腰椎后关节解剖位置发生改变,使后关节囊滑膜受到过度牵扯,从而引发腰部疼痛的症状。

(二) 治疗

1. 西医治疗 主要有卧床休息、物理治疗、封闭(神经阻滞)疗法及西药治疗等。急性腰扭伤后最重要的就是卧床休息,这不仅能够使腰肌痉挛得以缓解,疼痛减轻,还有利于修复和愈合损伤的组织。常用的物理疗法有电疗法(包括低频电疗、中频电疗和高频电疗)、光疗法(包括红外线疗法、可见光疗法、紫外线疗法、激光疗法)、超声波疗法、温热疗法、冷疗法、水疗法、磁疗法等,以及它们的综合应用。封闭(神经阻滞)疗法的作用机制主要有阻断疼痛的传导,打破疼痛的恶性循环,改善血流状态。西药治疗多用非甾体抗炎镇痛药,如布洛芬。本类药能抑制环氧合酶,降低外周和中枢前列腺素的产生从而减弱有害刺激引起的外周和中枢神经的敏感化,使有害刺激引起的疼痛反应减轻。

2. 中成药治疗 与西药的抗炎镇痛机制不同,中医认为急性腰扭伤多为气滞血瘀所致,所以治疗本病以活血化瘀理气药为主。临床常用的中成药治疗方法分内服与外用(包括外涂、外敷等)两种,可以缓解肌肉血管痉挛,增进局部血液循环,消除瘀滞,加速瘀血吸收,以达到舒筋活络,消肿止痛的目的,并多与其他疗法结合,且效果较好。

二、中成药的辨证分类

中成药治疗急性腰扭伤主要是辨证用药,中成药的常见辨证分类如下。

(一) 活血化瘀,消肿止痛类

急性腰扭伤血瘀证者,主要症状是痛有定处,舌质暗红,或紫暗,有瘀斑,舌下瘀紫,苔薄,脉弦涩或结代促。

急性腰扭伤血瘀证者主要的病理变化是血脉不通,局部血液循环障碍,血液流变学异常等。

活血化瘀,消肿止痛类中成药,可扩张局部毛细血管,改善血液流变学,最终改善微循环等。

常用中成药:五虎散(丸、片)、祛伤消肿酊、风痛灵、外用万应膏等。

（二）化瘀行气，祛风除湿类

急性腰扭伤气滞血瘀，风湿内蕴证者，症状主要是腰部疼痛、麻木、僵硬及双下肢乏力沉重，舌质暗红，舌体胖且边有齿痕，苔薄白，脉虚细缓或结代。

急性腰扭伤气滞血瘀，风湿内蕴证者主要病理变化是气血运行不畅，局部瘀滞，风湿交杂，局部血液循环障碍等。

化瘀行气，祛风除湿类中成药，可化瘀行气，消肿止痛，舒筋活络，祛风除湿。

常用中成药：双虎肿痛宁搽剂、跌打镇痛膏等。

（三）补肾活血，强筋止痛类

急性腰扭伤肝肾亏虚证者有腰腿疼痛久治不愈，症状反复发作，筋骨萎软，按压疼痛处症状有所缓解，劳累后症状明显加重，侧卧时症状减轻，有时腿部发麻时伴有耳鸣耳聋，舌淡苔白，脉弦细，尺脉弱等症状。

急性腰扭伤肝肾亏虚证者主要病理变化是肝肾亏损，精血不足，形体官窍失养，不荣则痛。

补肾活血，强筋止痛类中成药具有抗炎、镇痛及免疫调节作用。

常用中成药：舒筋活血丸（片）、腰痛丸（片）等。

三、中成药

（一）活血化瘀，消肿止痛类

五虎散（丸、片）

【药物组成】 当归、红花、防风、天南星、白芷。

【处方来源】 《中国药典》2020 年版第一部。

【功能与主治】 活血散瘀，消肿止痛。用于跌打损伤，瘀血肿痛。

【临床应用】

（1）急性腰扭伤：五虎散（丸、片）具有抗炎镇痛的作用，用于治疗急性腰扭伤有良好疗效，对腰部气滞血瘀，经络不通者，可明显缓解腰部疼痛，提高治愈率。

（2）类风湿关节炎：临床有五虎散（丸、片）与宣痹达经汤合用，有效改善类风湿关节炎患者关节肿胀、疼痛及活动障碍等症状的报道。

【使用注意】

（1）孕妇慎用。

（2）本品勿过量久用。

【用法与用量】 用温黄酒或温开水送服，一次 6 g，一日 2 次。外用，白酒调敷患处。

祛伤消肿酊

【药物组成】 连钱草、生草乌、冰片、莪术、红花、血竭、川芎、桂枝、威灵仙、茅膏菜、了哥王、海风藤、野木瓜、两面针、天南星、白芷、栀子、酢浆草、樟脑、薄荷脑。

【处方来源】 《中国药典》2020 年版第一部。

【功能与主治】 活血化瘀，消肿止痛。用于跌打扭挫伤。

【临床应用】　急性腰扭伤：祛伤消肿酊具有抗炎镇痛的作用,治疗急性腰扭伤,外用涂擦患处,可有效缓解局部疼痛、压痛与肿胀。

【使用注意】

（1）本品为外用药,切勿口服。

（2）皮肤破损处禁用。

（3）孕妇禁用。

（4）使用过程中若出现皮疹等皮肤过敏者应停用。

【用法与用量】　外用,用棉花浸取药液涂擦患处,一日 3 次。

风　痛　灵

【药物组成】　乳香、血竭、麝香草脑、冰片、樟脑、薄荷脑、氯仿、香精、丁香、罗勒油、水杨酸甲酯。

【处方来源】　国药准字 Z33021054。

【功能与主治】　活血散瘀,消肿止痛。主要用于扭挫伤痛,风湿痹痛,冻疮红肿。

【临床应用】

（1）急性腰扭伤：急性腰扭伤引起的急性腰痛,一般多是无菌性炎症病变、水肿,引起剧痛。风痛灵具有抗炎镇痛作用,治疗急性腰扭伤可迅速缓解疼痛。

（2）类风湿关节炎：风痛灵具有较好的抗炎、消肿、镇痛作用,对类风湿关节炎晨僵、关节疼痛、关节肿胀、关节压痛、关节功能障碍等主要症状具有明显的疗效。

【使用注意】

（1）孕妇禁用。3 岁以下儿童慎用。

（2）本药为外用药,不可内服。使用时皮肤出现皮疹、瘙痒应停用。

（3）有文献报道本品可致严重过敏、接触性皮炎。对本品过敏者禁用,过敏体质者慎用。

【用法与用量】　外用,适量涂擦于患处,一日数次;或均匀喷涂于所备敷贴的吸附层上,再贴于患处。必要时用湿毛巾热敷后,随即涂擦,以增强疗效,但以患者皮肤能耐受为度。

外　用　万　应　膏

【药物组成】　木香、排草、丁香、辛夷、乳香（制）、没药（制）、檀香、山奈、甘松、血竭、肉桂、苏合香、儿茶、赤芍、香附（制）、桃仁、乌药、全蝎、白附子、血余炭、红花、麻黄、三棱、防风、桂枝、白芷、僵蚕、秦艽、香加皮、大黄、莪术、栀子、当归、高良姜、威灵仙、生川乌、羌活、生草乌、独活、地黄。

【处方来源】　国药准字 Z20013062。

【功能与主治】　活血散瘀,消肿止痛。用于跌打损伤,负重闪腰,筋骨疼痛,足膝拘挛。

【临床应用】

（1）急性腰扭伤：外用万用膏具有抗炎镇痛的作用,可用于急性腰扭伤的治疗。

（2）跌打损伤：外用万用膏具有缓解血管痉挛、改善血液流变学的作用,可用于跌打损伤导致的肿痛的治疗。

【使用注意】

（1）孕妇禁用。

（2）有出血倾向或有感染者禁用。

（3）本品为外用药,禁止内服。

（4）皮肤破溃处禁用。

（5）对本品过敏者禁用,过敏体质者慎用。

【用法与用量】 加温软化,贴于患处,一次1张,一日1次。

（二）化瘀行气,祛风除湿类

双虎肿痛宁搽剂

【药物组成】 搜山虎、黄杜鹃根、川乌、草乌、天南星、半夏、樟脑、薄荷脑。

【处方来源】 国药准字 Z20026521。

【功能与主治】 化瘀行气,消肿止痛,舒筋活络,祛风除湿。用于跌打损伤,扭伤,摔伤,风湿关节痛等,并可作骨折及脱位复位等局部麻醉止痛用。

【临床应用】

（1）急性腰扭伤:双虎肿痛宁搽剂具有强效的镇痛作用,可以用于急性腰扭伤的治疗。

（2）顽固性肿痛:双虎肿痛宁搽剂可以用于风湿性关节炎、类风湿关节炎、慢性筋膜炎（颈部、背部、腰部等）、肩周炎、颈椎病、腰肌劳损、滑膜炎、腱鞘炎、网球肘、腰椎间盘突出症、骨关节炎等疾病引起的顽固性肿痛的治疗。

【使用注意】

（1）本品为外用药,禁止内服。

（2）切勿接触眼睛、口腔等黏膜处。

（3）皮肤破溃处禁用。

（4）喷雾量不可过多,使用后立即洗手。

（5）经期及哺乳期妇女慎用。

（6）本品不宜长期或大面积使用,用药后皮肤过敏者应停止使用,症状严重者应对症处理。

【用法与用量】 外用,喷洒患处,一日3～4次。

跌 打 镇 痛 膏

【药物组成】 土鳖虫、生乌草、马钱子(炒)、大黄、降香、两面针、黄芩、黄柏、虎杖、冰片、薄荷素油、樟脑、水杨酸甲酯、薄荷脑。

【处方来源】 《中国药典》2020年版第一部。

【功能与主治】 活血止痛,散瘀消肿,祛风胜湿。用于急慢性扭挫伤、慢性腰腿痛、风湿性关节痛等。

【临床应用】

（1）急性腰扭伤:跌打镇痛膏具有抗炎镇痛的作用,对急性腰扭伤具有较好的治疗作用。

（2）四肢关节闭合损伤:跌打镇痛膏具有改善微循环的作用,特别是对局部血液循环障碍和皮下损伤出血所致的瘀血具有明显改善作用。可以用于四肢关节闭合损伤所致的局部疼痛、肿胀、关节功能障碍等,尤其对急性踝关节扭伤疗效显著。

【使用注意】

（1）孕妇禁用。

（2）本品为外用药，禁止内服。

（3）皮肤破溃或感染处禁用。

（4）经期及哺乳期妇女慎用。

（5）对本品过敏者禁用，过敏体质者慎用。

（6）本品不宜长期或大面积使用，用药后皮肤过敏如出现痛痒、皮疹等现象时，应停止使用，症状严重者应对症处理。

（7）每片药膏粘贴时间宜在 10 小时内。

（8）拆封后未使用的药膏必须密闭保存，并放于干燥凉爽处。

【用法与用量】　外用。按需要面积剪下药膏，顺着隔黏纸纵纹撕开，贴于洗净揩干之患处，用手按压贴牢；如气温较低时使用，药膏黏性可降低，应稍加温，使之容易贴牢。一日 3～4 次。

（三）补肾活血，强筋止痛类

舒筋活血丸（片）

【药物组成】　土鳖虫、红花、桃仁、牛膝、骨碎补、续断、熟地黄、白芷、栀子、赤芍、桂枝、三七、乳香、苏木、自然铜（醋煅）、大黄、儿茶、马钱子、当归、冰片。

【处方来源】　研制方，国药准字 Z41020606。

【功能与主治】　舒筋通络，活血止痛。用于跌打损伤，闪腰岔气，筋断骨折，瘀血疼痛。

【临床应用】

（1）急性腰扭伤：舒筋活血丸（片）具有抗炎镇痛作用，可显著改善急性腰扭伤患者的临床症状。

（2）膝骨关节炎：膝骨关节炎的发生与关节脉络闭塞关系密切，本品具有舒筋活络，活血散瘀，镇痛消肿的作用，能通过下调关节液炎症因子水平发挥治疗膝骨关节炎的作用。

【使用注意】

（1）有临床报道显示，过量服用本品后可致中毒反应，不可过量服用。

（2）孕妇忌服。

【用法与用量】　黄酒或温开水送服，一次 1 丸（片），一日 2 次。

腰痛丸（片）

【药物组成】　杜仲叶（盐炒）、盐补骨脂、狗脊（制）、断续、当归、赤芍、炒白术、牛膝、泽泻、肉桂、乳香（制）、土鳖虫（酒炒）。

【处方来源】　《中国药典》2020 年版第一部。

【功能与主治】　补肾活血，强筋止痛。用于肾阳不足，瘀血阻络所致的腰痛，腰肌劳损及急性腰扭伤。

【临床应用】

（1）急性腰扭伤：腰痛丸（片）具有抗炎镇痛作用，可以用于急性腰扭伤的治疗。

（2）腰肌劳损：腰痛丸（片）可以用于因肝肾不足、劳累过度或陈旧性腰部损伤所引起的腰肌劳损出现的腰部疼痛或酸痛、腰肌酸软、遇劳加重、腰部屈伸不利。

（3）腰椎管狭窄症：腰痛丸（片）可以用于肾气不足、劳役伤肾等引起的腰椎管狭窄症出现的腰痛、腿痛或间歇性跛行、腰部屈伸不利等。

（4）腰椎间盘突出症：腰痛丸（片）具有补肝肾，强筋骨，行气活血之效，可以用于肝肾不足，瘀血阻络之腰椎间盘突出症的治疗。

（5）骨质疏松性椎体压缩骨折：腰痛丸（片）可用于肝肾亏虚型老年骨质疏松性椎体压缩性骨折患者，改善球囊扩张椎体后凸成形术后残留的腰背痛和功能障碍。

【使用注意】

（1）切勿多服，连服1周者须停服，3日后再服。

（2）孕妇禁用。

（3）阴虚火旺及实热者慎用。

（4）饮食宜清淡。

（5）对本品过敏者禁用，过敏体质者慎用。

【用法与用量】　用盐开水送服，丸剂一次9g，一日2次；片剂一次6片，一日3次。

第五节　腰椎间盘突出症

一、概述

（一）概念

腰椎间盘突出症是由于退变、劳损、损伤等各种原因导致腰椎间盘纤维环部分破裂或完全破裂，髓核突出，压迫神经根、血管、脊髓、马尾神经等而产生以腰痛、下肢放射痛为主要表现的一种临床综合征，是腰腿疼痛最常见的原因之一，属中医学"腰痛病"范畴。

（二）治疗

1. 西医治疗　腰椎间盘突出症，一般采用非甾体消炎镇痛药与营养神经药物口服治疗。急性期可以脱水剂与糖皮质激素静脉滴注，亦可采用骶管封闭治疗。经过药物以及牵引、康复理疗等规范保守治疗无效者，可以通过手术进行治疗。

2. 中成药治疗　根据辨证结果，选用相应的中成药进行治疗，可以取得治疗效果。

二、中成药的辨证分类

（一）祛风散寒，温经止痛类

腰椎间盘突出症风寒痹阻者，症见腰腿冷痛重着，转侧不利，静卧痛不减，受寒及阴雨加重，肢体发凉。舌淡红，苔薄白，脉弦紧。治宜祛风散寒，温经止痛。

常用中成药：腰痛宁胶囊、盘龙七片、骨痛灵酊。

（二）清热祛湿，通络止痛类

腰椎间盘突出症湿热阻络者，症见腰部疼痛，腿软无力，痛处伴有热感，遇热或雨天痛增，活动后痛减,恶热口渴,小便短赤。舌红,苔黄腻,脉滑数或濡数。治宜清热祛湿,通络止痛。

常用中成药:二妙丸。

(三) 活血益气,补益肝肾类

腰椎间盘突出症肝肾亏虚者,症见腰痛缠绵日久,反复发作,腰部酸痛,腿膝乏力,劳累更甚,卧则减轻。偏阳虚者,面色㿠白,手足不温,少气懒言,腰腿发凉,或有阳痿、早泄,妇女带下清稀,舌质淡,脉沉细。偏阴虚者,咽干口渴,面色潮红,倦怠乏力,心烦失眠,多梦或有遗精,妇女带下色黄味臭,舌红少苔,脉细数。治宜活血益气,补益肝肾。

常用中成药:独活寄生合剂(丸)、金乌骨通胶囊。

三、中成药

(一) 祛风散寒,温经止痛类

腰 痛 宁 胶 囊

【药物组成】 马钱子粉、土鳖虫、麻黄、乳香、没药、川牛膝、全蝎、僵蚕、苍术、甘草。

【处方来源】 《中国药典》2020 年版第一部。

【功能与主治】 消肿止痛,疏散寒邪,温经通络。用于腰椎间盘突出症、极外侧型腰椎间盘突出症、腰椎增生症、急性颈椎间盘突出症、坐骨神经痛、腰肌劳损、腰肌纤维炎、慢性风湿性关节炎。

【临床应用】

(1)腰椎间盘突出症:腰痛宁胶囊具有抗炎镇痛的作用,治疗腰椎间盘突出症,能够有效缓解腰椎间盘突出症患者静息及活动情况下的腰腿疼痛症状,解除患者肌肉和筋脉的痉挛,还能够减轻对患者神经的压迫、促进肢体血液循环、恢复神经功能;联合飞燕式腰背肌功能锻炼,治疗腰椎间盘突出症的临床疗效较好;联合双氯芬酸钠缓释片治疗腰椎间盘突出症术后下腰痛的临床疗效优于单纯应用西药,能够较好地缓解疼痛,有效改善患者的生活质量。亦有分别联合理疗、骶管封闭疗法、针刺、穴位埋线、推拿、臭氧注射以及地奥司明、氨基葡萄糖胶囊口服等方法治疗腰椎间盘突出症的临床报道。

(2)腰椎骨关节炎:腰痛宁胶囊治疗腰椎骨关节炎,可明显改善临床症状,调节血清学指标。

(3)坐骨神经痛:腰痛宁胶囊治疗坐骨神经痛,可以缓解疼痛,尤其对寒湿瘀阻证效果明显。

(4)其他:腰痛宁胶囊治疗腰肌纤维炎、腰肌劳损寒湿瘀阻证、髋骨关节炎、类风湿关节炎以及强直性脊柱炎临床亦有报道。

【使用注意】

(1)有文献报道服用本品可引起烦躁、胸闷、心动过速等双硫仑样反应,并可导致血压升高、严重过敏反应等。

(2)孕妇及儿童禁服。

(3)心脏病、高血压及脾胃虚寒者慎用。

(4)不可过量久服。

【用法与用量】 黄酒兑少量温开水送服,一次 4～6 粒,一日 1 次,睡前 0.5 小时服用。

盘 龙 七 片

【药物组成】 盘龙七、当归、丹参、红花、乳香、没药、木香、支柱蓼、重楼、过山龙、羊角七、八里麻、老鼠七、青蛙七、珠子参、缬草、秦艽、络石藤、壮筋丹、伸筋草、白毛七、祖师麻、川乌、草乌、铁棒锤、五加皮、竹根七、杜仲、牛膝。

【处方来源】 研制方,国药准字 200160Z5。

【功能与主治】 活血化瘀,祛风除湿,消肿止痛。用于风湿瘀阻所致关节疼痛、刺痛或疼痛夜甚、屈伸不利,或腰痛、劳累加重;或跌打损伤,以及瘀血阻络所致的局部肿痛等。

【临床应用】

(1) 腰椎间盘突出症:盘龙七片具有抗炎镇痛作用,治疗腰椎间盘突出症,可减轻腰腿疼痛程度,改善腰部活动功能。临床有与洛芬待因联合应用治疗寒湿型腰椎间盘突出症的报道。

(2) 腰肌劳损:盘龙七片治疗腰肌劳损,症见腰痛如刺,痛有定处,拒按之实证,可以缓解疼痛。

(3) 骨折:盘龙七片具有改善血液循环的作用,可通过降低骨折部位毛细血管通透性,降低血液黏度,纠正血液流变状态,促进局部血运障碍的恢复,改善骨痂局部微循环,促进血肿吸收,减轻骨折处的肿胀和疼痛,有效促进骨折的愈合。

(4) 各类关节炎:疼痛和关节肿胀是关节炎的主要临床症状,盘龙七片联合塞来昔布胶囊治疗类风湿关节炎疗效显著,能够减轻关节疼痛,降低血清学指标。骨性关节炎疼痛和发病的机制与关节滑膜细胞分泌过多的 IL-1、IL-6、前列腺素 E1(PGE1)并释放入血液有关。盘龙七片可通过调节膝骨关节炎患者外周血 Th17 细胞比例及细胞因子 IL-1 和 IL-6 浓度,达到缓解症状的效果。

(5) 急性腰背部软组织损伤:盘龙七片可明显降低急性腰背部软组织损伤患者的 VAS 评分,减轻患者的腰背部疼痛,改善腰椎功能。

(6) 强直性脊柱炎:盘龙七片可有效缓解强直性脊柱炎患者的晨僵、夜间背痛 VAS 评分和红细胞沉降率、C-反应蛋白指标。

(7) 椎动脉型颈椎病:盘龙七片治疗椎动脉型颈椎病,能减轻颈性眩晕症状,改善颈椎活动功能,增加椎动脉血流速度和基底动脉血流速度。

【使用注意】

(1) 有文献报道盘龙七片对血压、心脏、胃肠道有一定影响。

(2) 本品所含的川乌、草乌、铁棒锤有毒,不可过量服用。

(3) 风湿热痹者慎用。

(4) 服药期间,忌食生冷、油腻食物。

【用法与用量】 口服,一次 3～4 片,一日 3 次。

骨 痛 灵 酊

【药物组成】 雪上一枝蒿、干姜、龙血竭、乳香、没药、冰片,辅料为乙醇。

【处方来源】 《中国药典》2020 年版第一部。

【功能与主治】　温经散寒,祛风活血,通络止痛。用于腰、颈椎骨质增生,骨性关节病,肩周炎,风湿性关节炎。

【临床应用】

（1）腰椎间盘突出症:骨痛灵酊具有抗炎镇痛作用,可以治疗腰椎间盘突出症。有临床报道,本品加特定电磁波治疗仪配合手法,有改善局部血液循环、消肿止痛、缓解痉挛的作用,能明显缓解腰椎间盘突出症的疼痛症状,且优于口服常用消炎镇痛药物,而无消炎镇痛药带来的副作用。

（2）颈椎病:有临床报道,骨痛灵酊中频电熨可减轻颈椎病患者的疼痛状况,较常规治疗有更好的疗效。

【使用注意】

（1）本品为外用药,禁止内服。

（2）切勿接触眼睛、口腔等黏膜处。

（3）孕妇及皮肤破溃处禁用。

（4）经期及哺乳期妇女慎用。

（5）本品不宜长期或大面积使用,用药后皮肤过敏者应停止使用,症状严重者应对症处理。

（6）用药后3小时内用药部位不得吹风,不接触冷水。

（7）本品放置后稍有浑浊或沉淀,摇匀后使用,不影响疗效。

（8）对酒精过敏者禁用。

【用法与用量】　外用,一次10 mL,一日1次。将药液浸于敷带上贴敷患处30～60分钟,20日为1个疗程。

（二）清热祛湿,通络止痛类

二 妙 丸

【药物组成】　苍术、黄柏。

【处方来源】　《中国药典》2020年版第一部。

【功能与主治】　燥湿清热。用于湿热下注,足膝红肿热痛,下肢丹毒,白带,阴囊湿痒。

【临床应用】

（1）腰椎间盘突出症:二秒丸具有抗炎镇痛作用,可以用于湿热痹阻型腰椎间盘突出症的治疗。

（2）痛风:痛风的基本病机为湿热下注,二妙丸为湿热下注首选药物。二妙丸可以降低血清尿酸水平及红细胞沉降率水平,具有抗痛风的作用,治疗痛风效果较好。

（3）湿疹:二妙丸可用于湿热内蕴型湿疹。湿疹主要表现为红斑水疱,焮热作痒,滋水浸淫,或糜烂结痂等。临床研究表明,二妙丸与红花清肝十三味丸等药物联用,可以缩小皮损面积,改善瘙痒、红斑、丘疹、渗出、糜烂、肥厚等症状。

（4）下肢丹毒:下肢丹毒多因湿热下注蕴结,化为火毒所致。二妙丸具有清热燥湿的功效,可以针对病因治疗,使红肿消退。

（5）白带异常:通常认为各种阴道炎和宫颈炎常以白带异常为主要症状,多数为湿热证。二妙丸具有清热燥湿的功效,可以减少白带量,减轻瘙痒症状。

【使用注意】

（1）忌烟酒、辛辣、油腻及腥发食物。

（2）寒湿痹阻、脾胃虚寒者忌用。

（3）对本品过敏者慎用。

【用法用量】 口服，一次 6～9 g，一日 2 次。

（三）活血益气，补益肝肾类

独活寄生合剂（丸）

【药物组成】 独活、桑寄生、防风、秦艽、细辛、桂枝、熟地黄、当归、白芍、川芎、党参、杜仲（盐炙）、川牛膝、茯苓、甘草。

【处方来源】 《中国药典》2020 年版第一部。

【功能与主治】 养血舒筋，祛风除湿，补益肝肾。用于风寒湿痹阻，肝肾两亏，气血不足所致的腰膝冷痛，屈伸不利。

【临床作用】

（1）腰椎间盘突出症（寒湿型）：腰椎间盘突出症患者的突出髓核组织中存在大量的炎性介质，同时机械压迫损伤腰椎间盘也容易导致炎症，最终导致患者出现疼痛难忍现象。此外，腰椎间盘突出症与自身免疫功能密切相关，自由基与腰椎间盘突出症的发生也有极大的关联。独活寄生合剂（丸）具有抗炎镇痛及免疫调节作用，可改善机体微循环，提高机体免疫力，联合布洛芬缓释胶囊治疗寒湿型腰椎间盘突出症患者效果显著。

（2）腰肌劳损：独活寄生合剂治疗腰肌劳损，可以缓解疼痛。

（3）腰椎管狭窄症（风寒痹阻型）：独活寄生合剂具有抗炎镇痛、改善血流变及微循环的作用，可以增加毛细血管管径及毛细血管开放数，对腰椎管狭窄症患者可缓解疼痛，明显缩短治疗时间。

（4）类风湿关节炎：独活寄生合剂（丸）可以治疗因气血不足，肝肾两亏，风寒湿痹阻而致的类风湿关节炎。症见腰膝酸软而痛，关节屈伸不利，入夜尤甚，或痹痛游走不定，或麻木不仁，舌质红、苔白，脉细弱。

（5）膝骨关节炎：独活寄生合剂（丸）治疗膝骨关节炎肝肾亏虚证，可有效改善膝骨关节炎患者的膝关节功能，减轻疼痛，降低关节液中炎性因子水平和血清骨代谢标志物水平，促进炎症吸收，改善局部血液循环，从而达到减轻膝骨关节炎关节疼痛的目的。

【使用注意】

（1）有服用本品引起毒性反应的报道。

（2）孕妇慎用。

【用法与用量】 口服。合剂：一次 15～20 mL，一日 3 次，用时摇匀。丸剂：一次 6 g，一日 2 次。

金乌骨通胶囊

【药物组成】 金毛狗脊、淫羊藿、威灵仙、乌梢蛇、土牛膝、木瓜、葛根、姜黄、补骨脂、土党参。

【处方来源】 苗药，国药准字 Z20043621。

【功能与主治】 滋补肝肾，祛风除湿，活血通络。用于肝肾不足、风寒湿痹、骨质疏松、骨质增生引起的腰腿酸痛、肢体麻木等症。

【临床应用】

（1）腰椎间盘突出症：金乌骨通胶囊是苗族经典配方，以肾主骨、腰为肾之府的中医理论为基础，具有抗炎镇痛作用，有临床报道联合汤岗子热矿泥治疗腰椎间盘突出症疗效较好。

（2）颈椎病：金乌骨通胶囊治疗颈椎病，在缓解疼痛症状和起效时间方面有明显优势，而且无不良反应。

（3）膝骨关节炎：金乌骨通胶囊能有效缓解膝骨关节炎患者膝关节疼痛，其原因可能是本品含有多种骨代谢相关活性肽，具有调节骨及关节软骨代谢功能，可提高成骨细胞增殖能力，调节机体钙、磷等离子代谢，促使钙盐沉积，减轻并预防老年性骨质疏松、局部炎症，从而减轻膝关节疼痛，改善关节活动能力。

（4）骨质疏松症：金乌骨通胶囊治疗骨质疏松症，不仅能改善患者的临床症状，并且具有较好的改善骨质疏松的作用，能有效减轻患者腰背、关节疼痛。联合降钙素注射液治疗骨质疏松症，可有效改善患者临床症状和血清骨代谢指标。

【使用注意】

（1）忌寒凉及油腻食物。

（2）孕妇忌服。

（3）本品宜饭后服用。

（4）有文献报道，补肾宁片和金乌骨通胶囊合用致急性肝损害。不宜在服药期间同时服用其他泻火及滋补性中药。

（5）关节肿痛如痛处发热、窜痛无定处、口干唇燥之热痹者不适用。

（6）对本品过敏者禁用，过敏体质者慎用。

【用法与用量】　口服，一次 3 粒，一日 3 次。

第六节　腰椎管狭窄症

一、概述

（一）概念

腰椎管狭窄症是由于黄韧带肥厚增生、小关节增生内聚、椎间盘膨隆突出、骨性退变导致的腰椎中央管、神经根管或侧隐窝狭窄引起其中内容物——马尾、神经根受压而出现相应的神经功能障碍。在临床上，腰椎管狭窄症是引起腰痛或腰腿痛最常见的疾病之一。其主要临床特点是神经性间歇性跛行，以及臀部、大腿、小腿的无力和不适，在行走或后伸后加重，另一临床特点是鞍区（会阴部）感觉异常和大、小便功能异常。属于中医"腰痛""腰腿痛"范畴。

（二）治疗

1. 西医治疗　大多数的腰椎管狭窄症患者经过卧床休息、非甾体抗炎药物口服、功能锻炼、支具应用、类固醇药物硬膜外间隙注入等保守治疗,症状可以得到明显缓解。如果保守治疗 3 个月无效,自觉症状明显且持续性加重,影响正常生活和工作;或出现明显的神经根痛和明确的神经功能损害,尤其是严重的马尾神经损害;以及进行性加重的腰椎滑脱、侧弯伴随相应的临床症状出现,则需要进行手术治疗。

2. 中成药治疗　中成药治疗根据辨证结果进行,可以取得疗效。

二、中成药的辨证分类

(一) 益气化瘀,活血通络类

腰椎管狭窄症气虚血瘀证者,见近期腰部有外伤史,腰腿痛剧烈,痛有定处,刺痛,腰部僵硬,俯仰活动艰难,痛处拒按,舌质暗紫,或有瘀斑,舌苔薄白或薄黄,脉沉涩或脉弦。治宜益气化瘀,活血通络。

常用中成药:丹鹿通督片。

(二) 温经通络,散风止痛类

腰椎管狭窄症风湿痹阻者,见腰腿部冷痛重着,转侧不利,痛有定处,虽静卧亦不减或反而加重,日轻夜重,遇寒痛增,得热则减,舌质胖淡,苔白腻,脉弦紧、弦缓或沉紧。治宜温经通络,散风止痛。

常用中成药:腰痹通胶囊。

(三) 活血益气,补益肝肾类

腰椎管狭窄症肝肾亏虚者,见腰腿痛缠绵日久,反复发作,乏力、不耐劳,劳则加重,卧则减轻。包括肝肾阴虚及肝肾阳虚证。阴虚证,症见心烦失眠,口苦咽干,舌红少津,脉弦细而数。阳虚证,症见四肢不温,形寒畏冷,筋脉拘挛,舌质淡胖,脉沉细无力等症。治宜活血益气,补益肝肾。

常用中成药:独活寄生合剂(丸)。

三、中成药

(一) 益气化瘀,活血通络类

丹 鹿 通 督 片

【药物组成】　丹参、鹿角胶、黄芪、延胡索、杜仲。

【处方来源】　《中国药典》2020 年版第一部。

【功能与主治】　活血通督,益肾通络。用于腰椎管狭窄症(如黄韧带增厚、椎体退行性改变、陈旧性椎间盘突出)属瘀阻督脉型所致的间歇性跛行,腰腿疼痛,活动受限,下肢酸胀疼痛,舌质暗或有瘀斑等。

【临床应用】

(1) 腰椎管狭窄症:丹鹿通督片具有抗炎镇痛、改善微循环及修复神经损伤的作用,治疗腰椎管狭窄症,可改善间歇性跛行、腰腿疼痛、活动受限以及下肢酸胀疼痛等症状。

（2）腰椎间盘突出症：丹鹿通督片治疗瘀阻督脉型的腰椎间盘突出症，可改善腰痛、活动受限及下肢麻木等症状。

（3）颈椎病：丹鹿通督片治疗颈椎间盘突出导致的瘀阻督脉型颈椎病，可改善颈痛、活动受限及上肢麻木等症状。

（4）强直性脊柱炎：丹鹿通督片对于强直性脊柱炎辨证属于瘀阻督脉者，可以改善颈腰背部疼痛以及脊柱活动受限。

【使用注意】

（1）孕妇忌服。

（2）丹鹿通督片不宜用于先天性腰椎管狭窄症或脊椎滑脱症所致腰椎管狭窄症。

（3）个别患者发生皮疹。对本品过敏者禁用，过敏体质者慎用。

（4）有致肝损伤的文献报道，使用过程中需定期监测肝功能。

【用法与用量】　口服，一次 4 片，一日 3 次。1 个月为 1 个疗程。

（二）温经通络，散风止痛类

腰痹通胶囊

【药物组成】　三七、川芎、延胡索、白芍、牛膝、狗脊、熟大黄、独活。

【处方来源】　《中国药典》2020 年版第一部。

【功能与主治】　活血化瘀，祛风除湿，行气止痛。用于血瘀气滞，脉络闭阻所致的腰腿疼痛，痛有定处，痛处拒按，轻者俯仰不便，重者剧痛不能转侧。

【临床应用】

（1）腰椎椎管狭窄：现代药理学研究证实，腰痹通胶囊能够抑制炎性细胞因子及疼痛介质释放，具有明显抗炎镇痛、改善局部微循环作用，可明显改善腰椎管狭窄症患者的临床症状，降低血清炎性细胞因子水平，对腰椎管狭窄有较好的治疗效果。

（2）腰椎间盘突出症：腰痹通胶囊具有免疫调节及抗炎镇痛作用，治疗腰椎间盘突出症可有效改善患者的疼痛程度。配合应用腰椎牵引及规范手法推拿等中医特色疗法，可明显改善腰椎间盘突出症患者腰腿疼痛及活动受限等症状。

（3）强直性脊柱炎：强直性脊柱炎是一种常见的风湿类疾病，多由于素体亏虚，肾虚督弱，加之外感风、寒、湿或湿热毒邪，阻于督脉，脉络闭阻，气血运行不畅，不通则痛。腰痹通胶囊对活动期强直性脊椎炎能够减少炎症反应，促进功能恢复，缩短康复期。

【使用注意】

（1）孕妇忌服。

（2）消化性溃疡性患者慎服。

【用法与用量】　口服，一次 3 粒，一日 3 次，宜饭后服用。30 日为 1 个疗程。

（三）活血益气，补益肝肾类

独活寄生合剂（丸）

见各论第二章第五节腰椎间盘突出症中的"活血益气，补益肝肾类中成药"。

第七节　腰　肌　劳　损

一、概述

（一）概念

腰肌劳损是指腰部肌肉、腰骶部肌肉、韧带、筋膜等软组织的慢性损伤,临床上极为多见。腰肌劳损属于慢性腰痛的范畴,常发生于青壮年。多因长期弯腰工作,腰背部经常负重,过度疲劳,工作时姿势不正确,或原有腰部解剖结构缺陷等所致,也可以因腰部急性损伤治疗不当,或反复受伤迁延不愈而成慢性腰痛。一般是由于劳动或生活中,发生多次轻微的肌肉拉伤或受到反复的牵扯,局部发生出血和渗出,未引起重视或治疗,在肌肉和筋膜之间形成粘连,于是肌肉收缩时就出现疼痛。属于中医"腰痛"范畴。

（二）治疗

1. 西医治疗　西医治疗主要通过口服非甾体消炎镇痛药、阿片类镇痛药和肌肉松弛剂等药物以及封闭疗法进行治疗。

2. 中成药治疗　中成药治疗腰肌劳损不同于化学药物是以镇痛药为主,中成药是在辨证的基础上,不仅改善临床症状,而且标本兼治,防止腰肌劳损的复发。

二、中成药的辨证分类

（一）活血化瘀,消肿止痛类

腰肌劳损气滞血瘀者,腰背部胀痛或刺痛,痛有定处,日轻夜重,面晦唇暗,多有外伤史、劳损史。舌质暗或有瘀斑,脉弦或涩。

腰肌劳损气滞血瘀的主要病理变化是,腰背肌肉一直紧绷,日积月累产生劳损,进一步发展形成无菌性炎症,刺激神经末梢,引起疼痛。

活血化瘀,消肿止痛类中成药具有促进局部血液循环,加速炎性因子的代谢及消炎止痛作用。

常用中成药:盘龙七片、红茴香注射液、骨友灵擦剂。

（二）养血舒筋,祛风除湿类

腰肌劳损寒湿凝滞者,腰背部沉痛,转侧不力,痛处喜按,遇阴雨天或感寒后加重,体倦乏力,舌淡,苔薄腻,脉沉紧或迟。

腰肌劳损寒湿凝滞的主要病理变化是,风、寒、湿外邪刺激,引起急性腰部肌肉组织水肿、渗出、纤维组织增生和粘连及无菌性炎症。

养血舒筋,祛风除湿类中成药可抗炎消肿,降低关节液中 TNF-α、IL-1β 和超敏 C-反应蛋白的产生,继而减少炎症的产生。同时,扩张血管,增大毛细管管径,延长肾上腺素引起的血管收缩期的潜伏期,明显增加血流量,降低血管阻力。

常用中成药:独活寄生合剂(丸)、腰椎痹痛丸、痹祺胶囊。

(三) 补益肝肾,理气止痛类

腰肌劳损肝肾不足伴气滞血瘀者,腰痛日久,酸软无力,遇劳更甚,卧则减轻,腰膝痿软,喜按喜揉。加之外伤劳损史,表现为肢体麻木,活动受限,舌质暗,脉弦或涩。

腰肌劳损肝肾不足伴气滞血瘀者的主要病理变化是日积月累的劳损引起肌肉附着点、骨膜、韧带等组织的充血水肿。

补益肝肾,理气止痛类中成药可改善组织周围血流,消除充血水肿,具有止痛作用。

常用中成药:壮骨关节丸(胶囊)。

(四) 补肾活血,强筋止痛类

腰肌劳损肾虚精亏者,日久导致筋骨痿软,表现为腰背酸沉疼痛,喜按喜揉,腰膝无力,遇劳更甚,卧则减轻,常反复发作,伴少气无力,手足欠温,舌淡,脉沉。

腰肌劳损肾虚精亏的主要病理变化是长期慢性的姿势不良使肌纤维变性,甚而少量撕裂,形成瘢痕或纤维条索,或粘连,造成椎骨关节损伤,发展为腰椎病理性弯曲或骨质增生。

补肾活血,强筋止痛类中成药具有消炎镇痛作用,并且可以影响钙、磷代谢,增加钙含量,达到壮骨强筋的作用。

常用中成药:复方补骨脂颗粒、骨仙片、腰痛片(丸)、益肾补骨液、壮腰健肾口服液(丸)。

三、中成药

(一) 活血化瘀,消肿止痛类

盘 龙 七 片

见第二章第五节腰椎间盘突出症中的"祛风散寒,温经止痛类中成药"。

红茴香注射液

【药物组成】　红茴香。

【处方来源】　研制方,国药准字 Z33020932。

【功能与主治】　消肿散瘀,活血止痛。用于治疗瘀血阻络所致的腰肌劳损、关节或肌肉韧带伤痛、风湿痛。

【临床应用】

(1)腰肌劳损:红茴香注射液可通过调节机体炎症反应,加速炎症因子代谢,提高机体痛阈值,起到镇痛消肿的作用,治疗腰肌劳损,可以缩短疼痛时间。

(2)腰椎间盘突出症:红茴香注射液治疗腰椎间盘突出症,一般注射红茴香注射液后,疼痛反而加剧,至第二次注射时即可缓解。疼痛加剧反应越大,疗效越佳。

(3)软组织损伤:红茴香注射液具有疏通经气,散结祛瘀之功,使气血畅行于经脉,局部组织的微循环得以改善,加速了渗出液的吸收,对软组织损伤的治疗起到消肿、止痛、散瘀、利关节之效。尤其对于扭挫疼痛的患者,可以提高机体痛阈值,减轻疼痛。

（4）肌腱炎：红茴香注射液痛点注射治疗冈上肌肌腱炎可减少传统封闭治疗药糖皮质激素的副作用。

【使用注意】

（1）风湿热痹，关节红肿热痛者不宜使用。

（2）注射后见过敏者，应立即停药，并行抗过敏治疗。

（3）若发现混浊、沉淀、变色、漏气或瓶身细微破裂，均不得使用。

【用法与用量】 痛点、穴位或肌内注射，一次 1～2 mL，一日或隔日一次，3～5 次为 1 个疗程。

骨 友 灵 搽 剂

【药物组成】 红花、延胡索（醋）、鸡血藤、川乌（制）、威灵仙、蝉蜕、防风、续断、何首乌（制）。

【处方来源】 《中国药典》2020 年版第一部。

【功能与主治】 活血化瘀，消肿止痛。用于治疗瘀血阻络所致的肿胀、疼痛、活动受限类疾病。

【临床应用】

（1）腰肌劳损：骨友灵搽剂具有较好的抗炎镇痛作用，可用于腰肌劳损，证属风寒湿侵，症见逢阴雨天，腰痛如折，不能直立，活动欠利，苔白滑，脉濡细的治疗。

（2）颈椎病：骨友灵搽剂可以用于颈椎病证属瘀血凝结，症见因长期低头工作，颈部韧带钙化，骨质增生引起的一侧肩背、手麻木疼痛，颈部活动受限、僵硬的治疗。

（3）肩周炎：骨友灵搽剂可以用于肩周炎证属肾气不足，气血亏损，风寒湿侵，症见肩部露卧受凉，引起肩关节外展外旋活动受限，肩周持续疼痛的治疗。

（4）骨性关节炎：骨友灵搽剂广泛用于骨性关节炎的治疗，可快速缓解局部症状。

【使用注意】

（1）本品为外用药，禁止内服。

（2）切勿接触眼睛、口腔等黏膜处。皮肤破溃或感染处禁用。有出血倾向者慎用。

（3）经期及哺乳期妇女慎用，儿童、年老体弱者慎用。

（4）本品不宜长期或大面积使用，用药后皮肤过敏，如出现皮肤发痒、发热及潮红或其他不适，应停止使用，症状严重者应对症处理。

（5）对本品及酒精过敏者禁用，过敏体质者慎用。

【用法与用量】 外用，涂于患处，热敷 20～30 分钟，一次 2～5 mL，一日 2～3 次，14 日为 1 个疗程，间隔 1 周，一般用药 2 个疗程。

（二）养血舒筋，祛风除湿类

独活寄生合剂（丸）

见第二章第五节腰椎间盘突出症中的"活血益气，补益肝肾类中成药"。

腰椎痹痛丸

【药物组成】 独活、桂枝、红花、五加皮、白芷、防己、骨碎补、当归、制草乌、防风、千年健、秦艽、萆薢、桃仁、海风藤、威灵仙、赤芍、续断、桑寄生。

【处方来源】　研制方,国药准字 Z44023564。

【功能与主治】　壮筋骨,益气血,舒筋活络,祛风除湿,通痹止痛。用于治疗实证腰痛。

【临床应用】

(1)腰肌劳损:腰椎痹痛丸具有抗炎镇痛作用,对腰肌劳损引起的腰腿痛等均有良好的止痛作用。

(2)肥大性脊椎炎:对局部病变的红、肿、热有较快的消退作用。对病变引起的神经压迫所致的麻木、无力、软弱及血管压迫引起的头晕、眩晕、恶心症状有缓解和改善作用。

【使用注意】

(1)忌食生冷、油腻食物。

(2)儿童、年老体弱者应慎用。

(3)感冒时不宜服用。

(4)高血压、心脏病、肝病、糖尿病、肾病等严重慢性病者应慎用。

(5)对本品过敏者禁用,过敏体质者慎用。

【用法与用量】　口服,一次 2 g,一日 3 次。

痹 祺 胶 囊

见第二章第三节肩周炎中的"益气补血类中成药"。

(三)补益肝肾,理气止痛类

壮骨关节丸(胶囊)

【药物组成】　狗脊、淫羊藿、独活、骨碎补、续断、补骨脂、桑寄生、鸡血藤、熟地黄、木香、乳香、没药。

【处方来源】《中国药典》2020 年版第一部。

【功能与主治】　补益肝肾,养血活血,舒经活络,理气止痛。用于肝肾不足,气滞血瘀,经络痹阻所致的腰肌劳损、退行性骨关节病等。

【临床应用】

(1)腰肌劳损:壮骨关节丸(胶囊)具有补益肝肾,养血活血,舒筋活络,理气止痛作用。用于肝肾不足,血瘀气滞,脉络痹阻所致的腰肌劳损的治疗,可以缓解关节肿胀、疼痛、麻木、活动受限。

(2)膝骨关节炎:骨关节炎是以软骨丢失或变性及伴有关节周围骨反应为特点的一种关节疾病,它的内在发病因素是关节软骨由于机械性外伤或慢性炎症等,使其丧失弹性,润滑作用下降而导致关节软骨表面损伤、破坏。壮骨关节丸可以保护软骨组织,促进机体对关节软骨表面的修复,从而对膝骨关节炎起到治疗作用。

(3)骨质疏松症:骨质疏松症其本在骨,从中医角度来说骨质疏松症属"骨痿",是因肾虚所致,因此要从肾着手治疗。壮骨关节丸治疗骨质疏松症是通过补肾益气活血达到壮骨的目的。

【使用注意】

(1)偶有肝功能异常的报道,肝功能不良或特异体质者慎用。应用期间定期检查肝功能。

(2)偶有皮疹、瘙痒的报道。对本品过敏者禁用,过敏体质者慎用。

（3）偶有恶心、呕吐、腹痛、腹泻、胃痛的报道。消化道溃疡者慎用。

（4）偶有血压升高。高血压患者慎用。

（5）30 日为 1 个疗程，长期服用者每疗程之间应间隔 10～20 日。

【用法与用量】 口服，浓缩丸一次 10 丸，水丸一次 6 g（至瓶盖内刻度处），胶囊一次 2 粒，一日 2 次，早、晚饭后服用。

（四）补肾活血，强筋止痛类

复方补骨脂颗粒

【药物组成】 补骨脂、锁阳、续断、狗脊、赤芍、黄精。

【处方来源】 国药准字 Z50020413。

【功能与主治】 温补肝肾，强壮筋骨，活血止痛。用于肾阳虚亏所致的腰膝酸痛等。

【临床应用】

（1）腰肌劳损：复方补骨脂颗粒具有温补肝肾，强壮筋骨，活血止痛的功效。用于肾阳虚亏的腰肌劳损具有较好疗效。

（2）骨质疏松症：骨质疏松症是一种全身性代谢性骨骼疾病，以骨量减少，骨的微细结构破坏为特征，导致骨脆性增加，容易发生骨折。复方补骨脂颗粒可提高机体钙、磷含量，改善骨密度，起到治疗骨质疏松症的作用。

【使用注意】 阴虚内热者（如症见津少口干，大便燥结等）慎用。胃大出血者禁用。

【用法与用量】 开水冲服，一次 20 g，一日 2 次，1～2 周为 1 个疗程。

骨 仙 片

【药物组成】 骨碎补、熟地黄、黑豆、女贞子、牛膝、仙茅、菟丝子、防己、枸杞子。

【处方来源】《中国药典》2020 年版第一部。

【功能与主治】 补益肝肾，强壮筋骨，通络止痛。用于肝肾不足所致的腰膝骨节疼痛，屈膝不利，手足麻木，骨质增生。

【临床应用】

（1）腰肌劳损：骨仙片具有抗炎镇痛作用，并能够改善体内激素水平，治疗属阴阳亏损，肝肾不足的腰肌劳损。症见腰酸腿软，绵绵作痛，劳累尤甚，腰腿无力，失眠梦多，或腰腿疼痛，步履艰难，舌淡，脉细。

（2）骨折：在骨基质的有机成分中，90％为胶原，而胶原又是骨修复中重要的物质基础。骨仙片影响Ⅰ、Ⅱ型胶原 mRNA 表达水平，适用于骨折后期证属肝肾不足，精血亏虚者。症见伤处绵绵作痛，劳累加重，喜温近暖。

（3）骨关节炎：骨仙片具有抗炎镇痛作用，适用于证属肝肾不足，阴阳亏虚的骨关节炎。症见腰膝疼痛，骨节酸软，甚则肿胀，劳累加剧，舌淡脉细。

【使用注意】 感冒发热勿服。

【用法与用量】 口服，一次 4～6 片，一日 3 次。

腰痛片（丸）

见第二章第四节急性腰扭伤中的"补肾活血，强筋止痛类中成药"。

益肾补骨液

【药物组成】 何首乌、党参、熟地黄、枸杞子、续断、骨碎补、当归、白芍、黄精、自然铜、茯苓、陈皮。

【处方来源】 研制方,国药准字 Z22022722。

【功能与主治】 补益肝肾,强筋壮骨。用于肝肾不足,劳伤腰痛。

【临床应用】

（1）腰肌劳损:益肾补骨液具有补益气血,滋养肝肾,强壮筋骨的作用,可以改善微循环,适用于肝肾不足引起的腰肌劳损。

（2）骨质疏松症:益肾补骨液具有抗骨质疏松的作用,可以调节机体的内在平衡,改善内分泌功能,提高骨代谢的活跃性,促进骨钙的吸收功能,增加骨密度,从而治疗骨质疏松症。

（3）骨折:临床报道,益肾补骨液可以对骨折起到治疗作用。

【使用注意】

（1）忌食生冷、油腻食物。

（2）高血压、心脏病、糖尿病、肝病、肾病等严重慢性病者应慎用。

（3）久存有少量沉淀,摇匀服用,不影响疗效。

（4）对本品过敏者禁用,过敏体质者慎用。

【用法与用量】 饭前服,一次 1 支(15 mL),一日 3 次。

壮腰健肾口服液(丸)

【药物组成】 狗脊、桑寄生、金樱子、黑老虎、女贞子、牛大力、千斤拔、鸡血藤、菟丝子(盐制)。

【处方来源】 研制方,国药准字 Z13022268。

【功能与主治】 壮腰健肾,祛风活络。用于肾亏腰痛,风湿骨痛,膝软无力,小便频数,神经衰弱。

【临床应用】

（1）顽固性腰肌劳损:为临床常见病,是腰部软组织的积累性损伤,病理基础为多种因素引起的腰部生物力学失衡,造成部分肌肉长时间处于紧张状态而造成软组织(如腰椎小关节韧带与腰部筋膜、肌肉等)充血、血肿、瘢痕挛缩等。涉及西医学的神经系统、内分泌系统、骨骼系统、免疫系统和生殖系统等多方面。壮腰健肾口服液具有抗炎镇痛及抗氧化作用,联用六味地黄丸治疗顽固性腰肌劳损效果显著,能有效减轻患者的疼痛和功能障碍程度,改善其日常生活活动能力,提高生活质量。

（2）骨质疏松性椎体压缩性骨折:骨质疏松骨折的发生是由松质骨和皮质骨骨质及骨量病变叠加的最终结果。骨密度下降是引起椎体压缩性骨折最严重的危险因素。生长发育强劲衰弱与肾精盛衰关系密切,肾精充足则骨髓生化有源,骨骼得以滋养而强健有力。本品长期服用,可以增强成骨细胞活性,增加骨密度,提高生活质量。

（3）肩周炎:肩周炎是肩关节及其周围组织退行性改变所引起的炎症反应,早期以肩关节疼痛为主,随着疼痛加重,肩关节活动也逐渐受限。本品治疗肩周炎肾虚脉络瘀滞疗效显著,能有效减轻肩部疼痛,改善肩关节活动。

【使用注意】

（1）忌生冷食物。

（2）外感或实热内盛者不宜服用。

（3）本品宜饭前服用。

（4）有文献报道，服用本品后出现过敏反应。对本品过敏者禁用，过敏体质者慎用。

【用法与用量】　口服液：一次 10 mL，一日 3 次。丸剂：浓缩水蜜丸一次 3.5 g，大蜜丸一次 1 丸，一日 2～3 次。

第八节　坐骨神经痛

一、概述

（一）概念

坐骨神经痛是以坐骨神经径路及分布区域疼痛为主的综合征。多见于中老年男子，以单侧较多，起病急骤，首先感到下背部酸痛和腰部僵直感，或在发病前数周，在走路和运动时，下肢有短暂的疼痛，以后逐步加重而发展为剧烈疼痛，疼痛由腰部、臀部或髋部开始，向下沿大腿后侧、腘窝、小腿外侧和足背扩散，在持续性疼痛的基础上有一阵阵加剧的烧灼样或针刺样疼痛，夜间更严重。根据发病原因可以分为原发性坐骨神经痛和继发性坐骨神经痛，根据损伤部位可以分为根性坐骨神经痛和干性坐骨神经痛。原发性坐骨神经痛在中医学中属"痹证"范畴，相比而言临床较少见，多由牙齿、副鼻窦、扁桃体等感染，经血液循环至神经鞘膜引起神经间质炎症。继发性坐骨神经痛多由于其他疾病导致坐骨神经受到刺激或压迫所致。

（二）治疗

1. 西医治疗　首先应对因治疗，并注意对症治疗，所有的坐骨神经痛均应卧床休息，睡硬板床，应用维生素 B 族药物，止痛治疗，在病因未明之前暂不理疗。

2. 中成药治疗　中成药防治坐骨神经痛不同于化学药物是单靶点的单一调节治疗。中成药作用于多靶点、多环节，不仅改善临床症状和生存质量，而且大大提高患者的远期疗效。

二、中成药的辨证分类

中成药治疗坐骨神经痛是辨证用药，中成药的常见辨证分类如下。

（一）舒筋通络，活血消肿类

经络不通，气血瘀滞引起的坐骨神经痛，症见痛如针刺，疼痛有明确的定位，白天较轻，夜晚加重，腹部板硬，活动受限，舌质紫暗或有瘀斑，脉多弦紧。治宜舒筋通络，活血消肿。

常用中成药：壮腰消痛液、伸筋丹胶囊、安络痛胶囊。

（二）除湿通络，活血止痛类

寒湿痹阻引起的坐骨神经痛，症见冷痛，寒凝酸楚，下肢发凉，转侧不利，受寒及阴雨天加重，舌质淡，舌苔薄白或腻，脉沉紧或濡缓。治宜除湿通络，活血止痛。

常用中成药：木瓜丸、追风舒经活血片、复方夏天无片。

（三）舒筋活络，祛风止痛类

风寒阻滞，经络痹阻引起的坐骨神经痛，症见痛无定处，遇寒加重，舌质紫，舌苔薄白或腻，脉浮。治宜舒筋活络，祛风止痛。

常用中成药：汉桃叶片、野木瓜片（颗粒）。

三、中成药

（一）舒筋通络，活血消肿类

壮腰消痛液

【药物组成】　枸杞子、淫羊藿（制）、巴戟天、穿山龙、地龙、威灵仙、狗脊、川牛膝、豨莶草、乌梅、鹿角胶、鹿衔草、木瓜、没药（炒）、海龙、杜仲。

【处方来源】　研制方，国药准字 Z22021219。

【功能与主治】　壮腰益肾，祛风除湿，通络止痛。用于肾虚腰痛，风湿骨质增生引起的腰痛。

【临床应用】

（1）坐骨神经痛：坐骨神经痛患者常见神经通路及分布区域病痛，主要表现为疼痛症状，究其根本原因是炎症反应所致。壮腰消痛液可有效减少炎症因子释放，缓解坐骨神经痛患者的疼痛反应。

（2）腰椎间盘突出症：腰椎间盘突出症是常见疾病。壮腰消痛液具有扩张外周血管，改善微循环以及抗炎镇痛的作用，可用于腰椎间盘突出症的治疗。

【使用注意】

（1）孕妇和哺乳期妇女禁用。

（2）儿童禁用。

【用法与用量】　口服，一次 20～30 mL，一日 3 次。

伸筋丹胶囊

【药物组成】　地龙、制马钱子、红花、乳香（醋炒）、防己、没药（醋炒）、香加皮、骨碎补（烫）。

【处方来源】　《中国药典》2020 年版第一部。

【功能与主治】　舒筋通络，活血祛瘀，消肿止痛。用于血瘀络阻引起的骨折后遗症、颈椎病、肥大性脊椎炎、慢性关节炎、坐骨神经痛、肩周炎以及腰肌劳损等慢性软组织疾患以及骨关节炎等。

【临床应用】

（1）坐骨神经痛：伸筋丹胶囊具有抗炎镇痛作用，临床有伸筋丹胶囊治疗坐骨神经痛的报道。

（2）腰椎间盘突出症：伸筋丹胶囊可治疗腰椎间盘突出症引起的腰部疼痛与不适，缓解下肢疼痛与麻木，提高下肢功能，改善脊柱活动度与椎旁触压放射痛及直腿抬高情况。

（3）关节炎：伸筋丹胶囊具有促进软骨细胞增殖、抑制肉芽组织增生、抗炎消肿的作用，对关节炎及关节炎继发的肿胀具有很好的治疗作用。

（4）肩手综合征：有报道，伸筋丹胶囊联合综合康复训练可显著改善肩手综合征患者的肢体功能及临床治疗效果；伸筋丹胶囊与综合康复训练治疗肩手综合征具有协同作用，能进一步提高疗效，加速患者肢体功能恢复。

（5）神经根型颈椎病：伸筋丹胶囊具有活血消肿的作用，临床有伸筋丹胶囊治疗神经根型颈椎病的报道。

【使用注意】

（1）本品含有有毒药物，不宜过量、久服。

（2）心脏病患者及运动员慎用。

（3）孕妇及哺乳期妇女禁用。

（4）临床有伸筋丹胶囊致过敏性皮疹的报道。对本品过敏者禁用，过敏体质者慎用。

【用法与用量】　口服，一次 5 粒，一日 3 次，饭后服用。

安络痛胶囊

【药物组成】　安络痛浸膏。

【处方来源】　研制方，国药准字 Z32021206。

【功能与主治】　通经活血，散瘀止痛。用于跌打损伤、坐骨神经痛、三叉神经等神经性疼痛、风湿性关节炎等肢体关节痛及术后恢复期疼痛。

【临床应用】

（1）坐骨神经痛：安络痛胶囊具有镇痛作用。坐骨神经痛患者多发病区及放射区的疼痛反应。安络通胶囊主要用于缓解坐骨神经痛的炎症反应，通过调节炎症因子的分泌与释放，缓解病位疼痛，有良好的效果。

（2）膝骨关节炎：膝骨关节炎是由关节退行性病变、外伤、过度劳累引起的关节疾病，主要表现为关节酸痛、肿胀、僵硬等。给予安络痛胶囊治疗后患者 VAS 评分、膝关节功能评分均较治疗前明显降低。安络痛胶囊联合右归丸治疗阳虚寒凝型膝骨关节炎，疗效较好且安全性高。

（3）风湿性关节炎：本病是以炎症反应为代表性症状的急性或慢性关节疾病。安络痛胶囊可治疗多种类型的风湿性关节炎，其机制可能与活血化瘀，促进津液运行有关。

【使用注意】

（1）不宜久服。

（2）少数患者服本品后有轻微头晕，偶见有过敏性皮疹，停药后自愈。亦可和抗过敏药同服。

【用法与用量】　口服，一次 1～2 粒，一日 3～4 次。

（二）除湿通络，活血止痛类

木 瓜 丸

【药物组成】　木瓜、当归、川芎、白芷、威灵仙、狗脊（制）、牛膝、鸡血藤、海风藤、人参、川乌（制）、草乌（制）。

【处方来源】 《中国药典》2020 年版第一部。

【功能与主治】 祛风散寒，除湿通络。用于风、寒、湿痹阻所致的关节疼痛、肿胀、屈伸不利、局部畏寒恶风、肢体麻木、腰膝酸软。

【临床应用】

(1) 坐骨神经痛：坐骨神经痛主要表现为病区及放射区炎症反应，后期伴随炎症反应增强，病位逐渐扩大。木瓜丸具有明显的镇痛和解痉作用，对外周组织损伤导致的持续性自发痛和痛敏有显著作用。可用于缓解坐骨神经痛筋骨扭伤及其带来的疼痛。

(2) 骨性关节病：骨性关节病引起的关节疼痛，病因主要是关节血液循环受阻，血液运行不畅，痹阻经络导致。木瓜丸可有效扩张血管，增强局部血流量，促使血液运行畅通、经络疏通，则疼痛可有效缓解。

(3) 肩周炎：木瓜丸具有抗炎镇痛作用，可以用于肩周炎的治疗。

(4) 类风湿关节炎：木瓜丸在抗炎镇痛的同时，具有提高免疫力的作用，可用于类风湿关节炎的治疗。

【使用注意】

(1) 风湿热痹者忌服。

(2) 有报道本品可致心律失常。心律失常者慎用。

(3) 有报道本品可致胃炎。消化道溃疡患者慎用。

【用法与用量】 口服，一次 30 丸，一日 2 次。

追风舒经活血片

【药物组成】 马钱子粉、麻黄膏粉、桂枝、乳香(炒)、木瓜、羌活、地枫皮、没药(炒)、独活、千年健、防风、自然铜(煅)、杜仲炭、川牛膝、甘草。

【处方来源】 研制方，国药准字 Z22023059。

【功能与主治】 舒筋活血，散风祛寒。用于风寒串入经络引起的腰腿疼痛，四肢麻木。

【临床应用】

(1) 坐骨神经痛：追风舒经活血片具有抗炎镇痛的作用，可抑制肉芽组织形成，降低血管通透性，减少炎症因子的释放，减轻炎症反应，而治疗坐骨神经痛。

(2) 腰椎间盘突出症：追风舒经活血片具有改善微循环的作用，可以治疗腰椎间盘突出症。

【使用注意】

(1) 孕妇禁用。

(2) 不宜多服、久服。

【用法与用量】 口服，一次 3 片，一日 2 次。

复方夏天无片

【药物组成】 夏天无、夏天无总碱、制草乌、豨莶草、安痛藤、鸡血藤、鸡矢藤、威灵仙、广防己、五加皮、羌活、独活、秦艽、蕲蛇、麻黄、防风、全蝎、僵蚕、马钱子、苍术、乳香、没药、木香、川芎、丹参、当归、三七、骨碎补、赤芍、山楂叶、麝香、冰片、牛膝。

【处方来源】 《中国药典》2020 年版第一部。

【功能与主治】 祛风逐湿，舒筋活络，行血止痛。用于瘀血阻络，气行不畅所致的半身不遂,偏身麻木;或跌扑损伤,气血瘀阻所致的肢体疼痛、肿胀麻木。

【临床应用】

(1)坐骨神经痛:复方夏天无片可促进产生营养神经的磷脂,同时能促使垂体前叶促肾上腺皮质激素的合成与释放,使血中肾上腺皮质激素水平升高,具有解痉、消肿、抗炎镇痛的作用,可以治疗坐骨神经痛。

(2)类风湿关节炎:类风湿关节炎是全身免疫性疾病,属中医"痹证"范畴。复方夏天无片对红细胞沉降率下降有一定作用,能有效改善痰瘀痹阻之症状,而治疗类风湿关节炎。

(3)腰肌筋膜炎:腰肌筋膜炎是纤维肌痛综合征的一种特殊类型,属软组织风湿性疾病,常与脊柱退行性变化交织在一起,属中医"腰痹"范畴。有研究比较了复方夏天无片与布洛芬片治疗腰肌筋膜炎的疗效,发现复方夏天无片疗效优于布洛芬片。

(4)缺血性脑血管病:有研究表明,复方夏天无片能显著改善血液流变学指标和大脑中动脉血液流速有关指标,扩张脑血管和四肢血管,抑制血栓形成和血小板黏附。另有研究比较了复方夏天无片与银杏叶片治疗脑血栓后遗症的疗效,结果表明复方夏天无片缓解脑血栓后遗症症状的疗效与银杏叶片近似。

(5)椎动脉型颈椎病:椎动脉型颈椎病主要表现为头痛、眩晕、视觉障碍等。有研究比较了复方夏天无片和西比灵胶囊(盐酸氟桂利嗪胶囊)治疗椎动脉型颈椎病的疗效,发现复方夏天无片疗效明显高于西比灵胶囊。

(6)膝骨关节炎:有研究观察了复方夏天无片治疗膝骨关节炎患者的疗效,发现复方夏天无片对膝骨关节炎疗效明确、不良反应小。

【使用注意】

(1)服药期间,忌生冷、油腻食物。

(2)孕妇慎用。

(3)儿童、经期及哺乳期妇女、年老体弱者慎用。

(4)有高血压、心脏病、肝病、糖尿病、肾病等严重慢性病者慎用。

(5)有少数患者口服后出现恶心、胃部不适的报道。消化道溃疡者慎用。

(6)对本品过敏者禁用,过敏体质者慎用。

(7)运动员慎用。

【用法与用量】 口服,一次4～6片,一日3次。

(三)舒筋活络,祛风止痛类

汉 桃 叶 片

【药物组成】 汉桃叶。

【处方来源】 《中国药典》2020年版第一部。

【功能与主治】 祛风止痛,舒筋活络。用于三叉神经痛、坐骨神经痛、风湿关节痛。

【临床应用】

(1)坐骨神经痛:汉桃叶片具有抗炎镇痛作用,可有效治疗坐骨神经痛。

(2)眶上神经炎:眶上神经炎多由感冒病毒感染所致,常与感冒同时发病,也可因过度疲劳、失眠或睡眠不足等引起。其临床特点为眼眶和额部疼痛,一般急性发生,疼痛上午重,下午轻,病程长短不一,一般为3～7日,少数十几日不等,开始疼痛为眼眶周围跳痛,常放射到额部和同侧偏头痛,严重者伴有恶心、呕吐、流泪、流涕,眶上切迹处压痛明显,疼痛剧烈,给患者带来极大的痛苦。有研究比较了汉桃叶片配合腺苷钴胺、维生素 B₁ 联合治疗与卡马西平单独治疗眶上神经炎的疗效,结果发现汉桃叶片联合营养神经药治疗眶上神经炎疗效显著。

(3) 原发性三叉神经痛:三叉神经痛主要表现为面部、牙齿、舌等部位阵发性、触电样、撕裂样或烧灼样疼痛,洗脸、刷牙甚至说话均可诱发剧烈疼痛,其疼痛强度大,常被患者形容为"天下第一痛"。有研究比较了卡马西平、多虑平、汉桃叶片联合治疗,与卡马西平单独治疗原发性三叉神经痛后症状改善和复发情况。结果表明,临床采用卡马西平、多虑平结合汉桃叶片治疗原发性三叉神经痛症状改善明显,复发较少。

【使用注意】　对本品过敏者禁用。

【用法与用量】　口服,一次 3～5 片,一日 3 次。

野木瓜片(颗粒)

【药物组成】　野木瓜。

【处方来源】　《中国药典》1977 年版。

【功能与主治】　祛风止痛,舒筋活络。用于风邪阻络型三叉神经痛、坐骨神经痛、神经性头痛、风湿关节痛。

【临床应用】

(1) 坐骨神经痛:野木瓜系木通科野木瓜属植物,产地广东省,地方名又称七叶莲、假荔枝、鸭脚莲等,常用作止痛及治疗风湿骨痛等,是民间常用的一种中草药。中医典籍记载野木瓜味甘,性平,归心、肾二经,有强心利尿,驱虫止痛之功效,药用部分为茎和根。现代医学研究发现其主要的药理作用是抗炎镇痛、阻滞神经传导和放射增敏等,可以治疗坐骨神经痛。

(2) 三叉神经痛:野木瓜片具有祛风止痛,舒筋活络的作用,治疗三叉神经痛有较满意的疗效。

(3) 面神经炎:野木瓜片联合常规治疗方法治疗急性特发性面神经炎,疗效显著。

【使用注意】　极少数患者服用野木瓜后有恶心感。应饭后服用。

【用法与用量】　口服,一次 4 片(1 袋),一日 3 次。

第九节　滑　膜　炎

一、概述

(一) 概念

滑膜炎是滑膜受到各种刺激产生炎症反应,从而造成滑膜细胞分泌失调,形成积液的一种关节病变。临床主要表现为关节肿胀、疼痛及积液。究其病机通常认为,风、寒、瘀、痰、湿等内外之邪滞留于身体经络、关节、筋肉,经络不通,痹阻作痛,是为此病。本病常发于老年患者,年老体衰,阳气不足,卫外难固,肌肤腠理开合失司,从而容易被风、寒、湿等外邪侵扰,气阻筋脉、腠理、关节,导致营卫失和,运行顿涩,经脉不通,不通则痛,继而发生肿胀、疼痛、麻木,或活动不利。滑膜炎以膝关节多见,属中医学"膝痹""鹤膝风""筋伤""痹证"等范畴。

(二) 治疗

1. 西医治疗　滑膜炎的西医治疗以制动、积液抽吸以及糖皮质激素、非甾体消炎镇痛药物应用为主。如采用患肢制动的方案,固定时间不宜过长,以免出现严重的肌肉萎缩和关节僵硬,并要进行功能锻炼,以延缓滑膜炎造成的功能障碍和肌肉萎缩的并发症。对于保守治疗无效的病例或诊断不清的病例,要积极考虑关节镜检查,并做关节镜下滑膜切除术。

2. 中成药治疗　中成药治疗滑膜炎,以辨证为依据,发挥多靶点的作用,取得了较好的疗效。

二、中成药的辨证分类

滑膜炎主要表现为关节疼痛、伸屈不利,甚者出现关节剧痛、肿胀、僵硬、变形,中成药治疗辨证分类如下。

(一) 活血化瘀,消肿止痛类

滑膜炎初期,中医认为是邪实为主,容易耗伤气血。气虚则瘀,久病则瘀,从而出现瘀血、痰浊阻滞脉络,继而关节不利,甚者红肿热痛。

活血化瘀,消肿止痛类中药可以改善微循环,减轻瘀血现象,缓解炎症刺激导致的肿胀、疼痛现象,消除滑膜炎关节积液的症状。

常用中成药:七厘散(胶囊)、独一味胶囊(片)、活血止痛散(胶囊)。

(二) 清热利湿,行气活血类

滑膜炎因外伤失治,瘀血未尽,瘀滞经络,气机不畅,湿邪下受,湿瘀交阻,郁久化热,则见患肢皮温升高,喜凉恶热,肿痛不适。

常用中成药:滑膜炎颗粒。

(三) 祛风除湿,消肿止痛类

滑膜炎日久,正气亏虚,外感风寒湿邪,阻碍气机,湿盛阳微,湿性趋下,而见膝关节沉重、肿胀,伸屈困难。

常用中成药:正清风痛宁注射液。

三、中成药

(一) 活血化瘀,消肿止痛类

七　厘　散

见第一章第三节骨折、关节脱位中的"活血化瘀,消肿止痛类中成药"。

独一味胶囊(片)

【药物组成】　独一味。

【处方来源】　《中国药典》2020 年版第一部。

【功能与主治】　活血止痛，化瘀止血。用于多种外科手术后的刀口疼痛、出血，外伤骨折，筋骨扭伤，风湿痹痛及崩漏、痛经、牙龈肿痛、出血。

【临床应用】

（1）膝关节创伤性滑膜炎：独一味胶囊能加强吞噬细胞功能和网状内皮系统功能，促进血小板合成，改善创伤后的代谢紊乱，具有镇痛、止血的作用。膝关节创伤性滑膜炎患者在传统治疗的基础上加服独一味胶囊，可在 1～2 周内缓解膝关节滑膜炎疼痛、肿胀等症状，阻止病情进一步发展和恶化，更好地改善和恢复膝关节功能，减轻症状。

（2）四肢骨折损伤：独一味胶囊（片）具有抗炎作用，能够显著提高非特异性免疫和特异性细胞免疫作用，同时提高巨噬细胞吞噬率，有效地抑制引起疼痛和炎症的前列腺素合成，促进局部组织血液循环，解除静脉回流受阻，使水肿减轻、炎症消退。对四肢骨折损伤患者实施独一味胶囊治疗，能有效缩短治疗时间，减轻疼痛程度，促进骨折愈合，提高患者生活质量。对于四肢骨折手术后的患者，独一味胶囊可提高止血效果，有效缓解患者术后疼痛症状。

（3）急性软组织损伤：独一味胶囊通过改善局部微循环，使肿胀部位血液循环畅通，代谢改善，无菌性炎症清除，对软组织挫伤的治疗具有良好的镇痛、止血、消炎的作用。

（4）腰椎间盘突出症：临床研究表明，使用独一味胶囊治疗腰椎间盘突出症，可以明显减轻腰椎间盘突出症患者的疼痛评分，增加患者的腰椎活动评分。

（5）慢性牙髓炎：独一味胶囊可抑制神经末梢组织前列腺素的释放，减轻缓激肽的致痛作用，此外还可通过消除炎症，改善微循环，减少神经末梢的机械性压迫及炎症介质的刺激，减轻疼痛。在慢性牙髓炎的治疗中能够明显地减轻疼痛程度，减少日疼痛次数，控制牙龈出血、炎症。

（6）痛经：原发性痛经主要由于子宫收缩力增强、子宫血流量减少而引起，独一味胶囊的活血化瘀、止痛作用在痛经的治疗中，对瘀血痹阻所致的痛经尤为有效。

（7）其他：独一味胶囊在治疗放射性直肠炎、瘀血性头痛、前列腺炎、视网膜静脉阻塞出血性疾病及术后出血等方面均有疗效。

【使用注意】

（1）骨折、脱位者宜手法复位后，再用药物治疗。

（2）孕妇禁用。

（3）饮食宜清淡，多食易消化食物。

（4）应用本品可以出现以下不良反应：① 消化系统：胃脘不适、腹痛、腹胀、腹泻、恶心、呕吐、口干等，有肝功能指标异常病例报道。② 全身性反应：疼痛、水肿、乏力、潮红、过敏反应等。③ 皮肤：皮疹、瘙痒等。④ 神经系统：头晕、头痛等。⑤ 心血管系统：心悸、胸闷等。⑥ 其他：有鼻衄、黑便、紫癜病例报道。

【用法与用量】　胶囊剂：口服，一次 3 粒，一日 3 次，7 日为 1 个疗程。片剂：口服，一次 3 片，一日 3 次，7 日为 1 个疗程。

活血止痛散（胶囊）

见第一章第三节骨折、关节脱位中的"活血化瘀，消肿止痛类中成药"。

（二）清热利湿，行气活血类

滑 膜 炎 颗 粒

【药物组成】 夏枯草、土茯苓、汉防己、薏苡仁、丹参、当归、泽兰、川牛膝、丝瓜络、豨莶草、黄芪、女贞子、功劳叶。

【处方来源】 《中国药典》2020 年版第一部。

【功能与主治】 清热祛湿，活血通络。用于湿热闭阻，瘀血阻络所致的关节肿胀疼痛，痛有定处，屈伸不利。

【临床应用】

（1）膝关节滑膜炎：滑膜炎颗粒具有抗炎、改善滑膜损伤的作用，可用于湿热瘀阻型滑膜炎的治疗。滑膜炎颗粒联合中药外敷，可有效缓解膝关节急性滑膜炎患者的关节疼痛、肿胀程度，改善关节活动度。

（2）膝骨关节炎：滑膜炎颗粒用于湿热瘀阻型膝骨关节炎，可显著降低膝骨关节炎患者VAS 疼痛评分、焦虑自评量表和抑郁自评量表评分，降低血清基质金属蛋白酶的活性，明显改善老年膝骨关节炎患者的临床症状，缓解焦虑、抑郁情绪。

（3）其他部位创伤性积液：创伤所致的积液除膝关节积液外，其他如胸腔积液、腹水以及术后伤口内积液等也可见到，积存日久可能引发感染，或可引发周围组织粘连。滑膜炎颗粒可促进胸腔积液、腹水、术后伤口内积液等的吸收。

【使用注意】

（1）糖尿病患者忌服。

（2）孕妇慎用。

（3）有报道部分患者应用后出现皮肤过敏、过敏性休克。对本品过敏者禁用，过敏体质者慎用。

（4）有报道部分患者应用后出现肝衰竭及肾衰竭。肝病、肾病患者禁用。其他患者应用中需定期监测肝功能、肾功能。

【用法与用量】 口服，一次 1 袋，一日 3 次。

（三）祛风除湿，消肿止痛类

正清风痛宁注射液

【药物组成】 盐酸青藤碱。

【处方来源】 研制方，国药准字 Z43020279。

【功能与主治】 祛风除湿，活血通络，消肿止痛。用于风寒湿痹所致肌肉酸痛，关节肿胀，疼痛，屈伸不利，麻木僵硬。

【临床应用】

（1）膝关节滑膜炎：正清风痛宁注射液具有抗炎镇痛作用，于膝关节局部透皮给药，治疗膝关节滑膜炎疗效确切，能使关节疼痛、压痛、肿胀及关节活动度等各项临床症状得到明显改善。

（2）肩周炎：正清风痛宁注射液穴位注射可用于风、寒、湿邪闭阻经络所致的肩周炎，能明显降低 VAS 评分，缓解肩部疼痛，改善肌肉萎缩，恢复肩关节功能。

（3）膝骨关节炎：正清风痛宁注射液与臭氧腔内注射联合治疗膝骨关节炎效果明显，能缓解受累关节肿胀程度,促进关节功能的恢复,改善患者日常活动能力与生活质量。

（4）类风湿关节炎：正清风痛宁注射液具有免疫抑制作用,透皮治疗,对类风湿关节炎具有良好的临床疗效,能明显降低类风湿因子、红细胞沉降率、C-反应蛋白等指标,缓解关节疼痛,减轻关节肿胀,降低压痛值,缩短晨僵时间,提高患肢活动度。

【使用注意】

（1）支气管哮喘者禁用。

（2）肝、肾功能不全者禁用。

（3）据报道个别患者应用后出现剥脱性皮炎、药疹、过敏性休克。对本品过敏者禁用,过敏体质者慎用。

（4）偶有患者应用后出现心律失常。心脏病慎用。

（5）偶有患者出现血液系统的不良反应。应用期间定期查血常规,如出现白细胞减少等副作用,应立即停药。

（6）偶有患者出现月经紊乱。育龄期妇女慎用。

（7）个别患者会出现口唇发麻、鼻腔水肿,伴胸闷不适,喉部似阻塞感觉,继而双下肢麻木站立不稳,咽喉部水肿、鼻腔黏膜红肿,有碍发音和吞咽,需对症处理。本品要在有抢救设施的医疗机构应用。

【用法与用量】　肌内注射,一次 1～2 mL,一日 2 次。

思 考 题

1. 云南白药的用法是什么?

2. 狗皮膏的使用注意事项是什么?

3. 独活寄生合剂(丸)可以用于哪些疾病?

4. 复方夏天无片可以用于哪些疾病?

第三章
骨病用中成药

 导学

1. 熟悉骨性关节病、类风湿关节炎、骨质疏松症、股骨头坏死、骨髓炎和骨与关节结核的概念。
2. 掌握筋骨痛消丸、抗骨增生丸(胶囊)、大活络丸(胶囊)、骨疏康颗粒(胶囊)的临床应用。
3. 了解各中成药的使用注意。

中医骨病学是中医骨伤科学的一部分,主要研究骨病的防治。本章论述的主要内容涉及骨性关节病、类风湿关节炎、骨质疏松症、股骨头坏死、骨髓炎和骨与关节结核的中成药的治疗。

第一节　骨性关节病

一、概述

(一) 概念

骨性关节病,是一种慢性关节疾病,又称骨性关节炎、退变性关节病、老年性关节炎、肥大性关节炎,是由于构成关节的软骨、韧带等软组织变性、退化,滑膜肥厚等变化,引起继发性的骨质增生,导致关节变形,当受到异常载荷时,引起关节疼痛、活动受限等症状的一种疾病。分为原发性和继发性两种。本病多在中年以后发生,好发于负重大、活动多的关节,如膝、髋等处,共同病理基础是软骨的退行性改变、软骨下骨骨质硬化,呈象牙变;外围软骨下骨质萎缩囊性变;骨刺形成;关节囊及肌肉关节囊纤维变性、增厚。属于中医学"骨痹"范畴。

(二) 治疗

1. 西医治疗　西医非手术治疗以抗炎镇痛药物缓解疼痛,联合软骨保护剂如玻璃酸钠、氨基葡萄糖、软骨素等治疗为主;当选用非手术治疗无效且病情较重、严重影响患者生活时,可考虑手术治疗。手术治疗可根据病情、职业、年龄选择关节成形术、截骨术、人工关节置换术等。手术治疗不是骨性关节病的首选疗法。

2. 中成药治疗　中成药治疗骨性关节病,采取辨证治疗,以滋补肝肾为主,同时强筋骨,行气血,止痹痛,达到抗炎镇痛、抑制骨质增生、保护软骨的作用。

二、中成药的辨证分类

中成药治疗常见辨证分类如下。

(一)温经通络,散寒止痛类

骨性关节病属风寒湿邪,经络痹阻者,主要症状为肌肉、筋骨、关节等部位酸痛或麻木,重着,畏冷屈伸不利等。临床上具有渐进性或反复发作的特点。其主要病理变化为血液供应障碍,同时可能伴有机体免疫紊乱和炎症反应失控。

温经通络,散寒止痛类中成药可解除肌肉和筋脉的痉挛,促进肢体血液循环;具有抑制炎症介质释放,达到抗炎镇痛的目的。

常用中成药:骨刺消痛液、骨刺片、通络祛痛膏、筋骨痛消丸。

(二)补肝益肾,活血化瘀类

骨性关节病属肝肾亏虚,气滞血瘀者,主要症状是头晕目眩,腰腿酸痛乏力,麻木肿胀,步履艰难,不能持重,关节活动受限,舌暗红,苔薄白,脉弦。肝肾亏虚,精血不足,风、寒、湿侵袭,或日久劳损引起筋脉、筋骨失去濡养,血瘀阻滞引起疼痛症状发生。其主要病理变化为血液运行不畅,血供障碍;外伤或慢性劳损会加剧其病理损伤。炎症是主要病理基础。

补益肝肾,活血止痛类中成药可改善血液循环,还具有抗炎镇痛的作用,可减轻疼痛、肿胀等临床症状。

常用中成药:抗骨增生丸(胶囊)、藤黄健骨丸(胶囊)、穿龙骨刺片(胶囊)、舒筋止痛酊。

三、中成药

(一)温经通络,散寒止痛类

骨 刺 消 痛 液

见各论第二章第二节颈椎病中的"温经通络,散风止痛类中成药"。

骨 刺 片

见各论第二章第二节颈椎病中的"温经通络,散风止痛类中成药"。

通 络 祛 痛 膏

【药物组成】　当归、红花、花椒、丁香、荜茇、大黄、冰片、川芎、山柰、胡椒、肉桂、干姜、樟脑、薄荷脑。

【处方来源】　《中国药典》2020年版第一部。

【功能与主治】　活血通络,散寒除湿,消肿止痛。用于腰部、膝部骨性关节炎瘀血停滞,寒湿阻络所致关节刺痛或钝痛,关节僵硬,屈伸不利,畏寒肢冷;颈部瘀血停滞,寒湿阻络证所致的颈项疼痛,肩臂疼痛,颈项活动不利,肢体麻木,畏寒肢冷,肢体困重等。

【临床应用】

（1）膝骨关节炎（风湿瘀阻证）：中医对于膝骨关节炎的治疗主要是缓解疼痛症状，改善关节功能。通络祛痛膏具有抗炎镇痛作用，外敷治疗膝骨关节炎（风湿瘀阻证），可直接作用于病所，起效快，且不经过消化道及血液循环，减轻了肝脏和胃肠的刺激，能明显改善临床症状，降低 VAS 评分及中医证候评分。

（2）腰椎间盘突出症：本品外敷配合内服腰痛宁胶囊治疗腰椎间盘突出症，效果显著。

【使用注意】

（1）偶见贴敷处皮肤瘙痒、潮红、红疹，过敏性皮炎。对橡胶膏剂过敏者慎用。

（2）每次贴敷不宜超过 12 小时，防止贴敷处发生过敏。

（3）皮肤破损处忌用。

【用法与用量】 外用，贴患处：腰部、膝骨关节炎，一次 1～2 贴，一日 1 次，15 日为 1 个疗程；颈椎病（神经根型），一次 2 贴，一日 1 次，21 日为 1 个疗程。

筋 骨 痛 消 丸

【药物组成】 丹参、威灵仙、鸡血藤、香附（醋制）、乌药、秦艽、地黄、白芍、桂枝、川牛膝、甘草。

【处方来源】 研制方，国药准字 Z10970117。

【功能与主治】 活血行气，温经通络，消肿止痛。用于血瘀寒凝，膝关节骨质增生引起的膝关节疼痛、肿胀、活动受限等症。

【临床应用】

（1）膝骨关节炎（血瘀寒凝型）：骨关节炎与自由基引发的脂质过氧化有关，氧自由基增高可改变关节中蛋白聚糖和胶原蛋白的合成与分泌功能，使软骨细胞分泌透明质酸减少，滑液黏蛋白解聚，进而使软骨细胞退变、死亡。筋骨痛消丸具有较好的抗氧化作用，对延缓软骨退变、保护骨关节具有一定的作用。膝骨关节炎患者用筋骨痛消丸联合中药熏洗、功能训练，可以改善关节肿胀指数、关节疼痛指数及关节活动指数，从而提高疗效。

（2）腰椎间盘突出症：腰椎间盘突出症是临床常见病，主要症状是腰痛伴下肢放射性疼痛。目前普遍认为是髓核等椎间盘组织向后或后外方突出，刺激、压迫神经根导致的无菌性炎症引起的疼痛。本品具有显著的抗炎镇痛作用，针刺配合口服筋骨痛消丸治疗腰椎间盘突出症有较好的治疗效果。

（3）腰椎管狭窄症：本品配合中药热敷治疗腰椎管狭窄症可活血行气，补益肝肾，标本兼治，疗效确切。热敷时药物气化分子更容易吸收，在局部发挥药物作用，促进血液及淋巴循环，加速新陈代谢，改善局部组织营养和整体功能。

【使用注意】

（1）孕妇禁服。属阳热证患者不宜服用。

（2）忌生冷、油腻食物。

（3）有高血压、心脏病、肝病、糖尿病、肾病等慢性病者应慎用。

（4）有文献报道，服用本品引起老年急性胰腺炎。儿童、经期、哺乳期妇女及年老体弱者应慎用。

（5）有出血倾向者慎用。

（6）本品用于膝关节骨质增生所致疼痛、肿胀、活动受限的对症治疗，症状严重者应配合其他治疗措施。

（7）对本品过敏者禁用,过敏体质者慎用。

【用法与用量】 口服,一次 6 g,一日 2 次,温开水送服,30 日为 1 个疗程。

（二）补益肝肾,活血化瘀类

抗骨增生丸(胶囊)

【药物组成】 熟地黄、鸡血藤、淫羊藿、骨碎补、狗脊(盐制)、女贞子(盐制)、肉苁蓉(蒸)、牛膝、莱菔子(炒)。

【处方来源】 《中国药典》2020 年版第一部。

【功能与主治】 补腰肾,强筋骨,活血止痛。用于肝肾不足,瘀血阻络所致关节肿胀、麻木、疼痛、活动功能受限。

【临床应用】

（1）膝骨关节炎:抗骨增生丸(胶囊)具有抗炎镇痛、改善血液流变学的作用,治疗膝骨关节炎的疗效较好。

（2）颈椎病:抗骨增生丸(胶囊)具有抑制软骨终板钙化作用,治疗颈椎病疗效较好。

（3）氟骨症:抗骨增生丸(胶囊)治疗氟骨症患者有效,但对重度患者效果较差。

【使用注意】

（1）孕妇禁用。

（2）风、热、湿邪所致骨痹,关节红肿热痛者不宜服用。

（3）高血压患者慎用,肾炎、肝炎、心脏病患者禁用。

（4）对本品过敏及过敏体质者禁用。

【用法与用量】 丸剂:口服,水蜜丸一次 2.2 g,小蜜丸一次 3 g,大蜜丸一次 1 丸,一日 3 次。胶囊剂:口服,一次 5 粒,一日 3 次。

藤黄健骨丸(胶囊)

【药物组成】 熟地黄、鹿衔草、骨碎补(烫)、淫羊藿、鸡血藤、肉苁蓉、莱菔子(炒)。

【处方来源】 研制方,国药准字 Z20026564。

【功能与主治】 补肾,活血,止痛。用于肥大性脊椎炎、颈椎病、跟骨骨刺、增生性关节炎、大骨节病。

【临床应用】

（1）膝骨关节炎:藤黄健骨丸(胶囊)具有抗炎镇痛作用,与关节镜清理手术联合治疗膝骨关节炎,可有效改善关节活动度,减轻病痛,提高临床疗效,改善生活质量。

（2）骨质疏松症:藤黄健骨丸(胶囊)具有抗骨质疏松的作用,可抑制骨质吸收,促进成骨细胞的形成和骨重建,降低破骨细胞活性,提升血钙水平。此外,其还可通过降低血液黏稠度,达到抑制血小板聚集的目的,从而提高骨密度,治疗骨质疏松症。

（3）腰椎间盘突出症:藤黄健骨丸(胶囊)具有改善血液流变学的作用,治疗腰椎间盘突出症,可促进腰椎功能改善与疼痛缓解。

【使用注意】

（1）孕妇慎用。

（2）有文献报道本品可引起消化道反应,消化道溃疡患者禁用。

（3）有文献报道本品可引起皮肤损害,对本品过敏者禁用,过敏体质者慎用。

【用法与用量】 口服,丸剂:浓缩水蜜丸一次 10～15 丸,浓缩大蜜丸一次 1～2 丸,一日 2 次。胶囊:一次 4～6 粒(每粒装 0.25 g),一日 2 次。

穿龙骨刺片(胶囊)

【药物组成】 穿山龙、淫羊藿、狗脊、川牛膝、熟地黄、枸杞子。

【处方来源】 《中国药典》2020 年版第一部。

【功能与主治】 补肾健骨,活血止痛。用于肾虚血瘀所致的骨性关节炎,症见关节疼痛。

【临床应用】 骨性关节炎:穿龙骨刺片(胶囊)具有抗炎镇痛、改善血流变以及抑制骨质增生的作用,治疗骨性关节炎具有较好的疗效。

【使用注意】

（1）孕妇慎用。

（2）服药期间遇有感冒发热、腹泻者,应暂停服用。

（3）本品与金刚烷胺、阿托品类药等同用时,本品的不良反应可加剧。

（4）高血压、心脏病、糖尿病、肝病、肾病等严重慢性病者应慎用。

（5）儿童、孕妇、经期及哺乳期妇女、年老体弱者应慎用。

【用法与用量】 口服。片剂:一次 6～8 片,一日 3 次。胶囊:一次 6～8 粒,一日 3 次。

舒 筋 止 痛 酊

【药物组成】 草乌(甘草银花炙)、地枫皮、透骨草、红花、乳香(醋炙)、骨碎补、急性子、花椒、独活。

【处方来源】 研制方,国药准字 Z11021178。

【功能与主治】 舒筋,活血,止痛。用于风、寒、湿邪引起的四肢关节及周身疼痛。

【临床应用】 膝骨关节炎:舒筋止痛酊具有抗炎镇痛、改善软骨细胞功能的作用,治疗膝骨关节炎可以改善关节活动度以及疼痛积分。舒筋止痛酊联合磁热照射治疗膝骨关节炎,可明显改善膝骨关节炎患者临床症状。

【使用注意】

（1）外用药,勿内服。

（2）对酒精过敏者禁用。

【用法与用量】 外用,喷涂患处,一日 3 次。

第二节 类风湿关节炎

一、概述

（一）概念

类风湿关节炎是一种常见的慢性全身性炎症疾患,以侵犯全身多个关节为主要特征,好发于手部、腕部、足部等小关节,多呈反复发作及对称性分布的特点。主要病理变化为关节滑膜的炎症、细胞浸润、血管翳形成、关节软骨及骨组织受损及关节外病变。发展至后期会造成关节局部畸形和功能丧失。属于中医"痹证""历节"等范畴。

（二）治疗

1. 西医治疗　内科治疗以非甾体消炎镇痛药、慢作用药、糖皮质激素、生物制剂、小分子靶向药物以及免疫吸附等方法为主。症状严重者或晚期患者可以采用滑膜切除、关节清理术、关节成形或人工关节置换术等外科对症治疗。

2. 中成药治疗　根据病情处于活动期或静止期进行辨证用药,通痹止痛治疗贯穿始终。

二、中成药的辨证分类

（一）祛风散寒,通痹止痛类

类风湿关节炎寒湿闭阻证,症见肢体多关节疼痛,酸楚,麻木,屈伸不利,舌淡,苔薄白,脉浮。治宜祛风散寒,通痹止痛。

常用中成药:大活络丸胶囊、小活络丸（片）、风湿骨痛胶囊、追风透骨丸（胶囊、片）、寒湿痹颗粒（片）、寒痹乐熨剂、正清风痛宁注射液、复方夏天无片、风湿痛药酒、伤湿止痛膏、代温灸膏、伸筋活络丸。

（二）疏散风热,通痹止痛类

类风湿关节炎湿热痹阻证,症见关节疼痛,痛处焮红灼热,疼痛剧烈,伴肿胀,得冷则舒,痛不可触,舌红,苔黄,脉滑数。治宜疏散风热,通痹止痛。

常用中成药:雷公藤片、豨桐丸（胶囊）、雪山金罗汉止痛涂膜剂。

（三）补益气血,通痹止痛类

类风湿关节炎气血亏虚证,症见痹证日久不愈,反复发作,骨节疼痛,伴形体消瘦,神疲乏力,气短,自汗,头晕,舌淡,舌苔薄白,脉细弱。治宜补益气血,通痹止痛。

常用中成药:痹祺胶囊。

（四）补益肝肾,通痹止痛类

类风湿关节炎肝肾亏虚证,症见痹证日久,关节疼痛,屈伸欠利,筋脉拘急,舌质红,脉沉细数。治宜补益肝肾,通痹止痛。

常用中成药:尪痹颗粒（片、胶囊）、风湿液、益肾蠲痹丸。

三、中成药

（一）祛风散寒,通痹止痛类

大活络丸（胶囊）

【药物组成】　蕲蛇、乌梢蛇、威灵仙、两头尖、麻黄、贯众、甘草、羌活、肉桂、广藿香、乌药、黄连、熟地黄、大黄、木香、沉香、细辛、赤芍、没药(制)、丁香、乳香(制)、僵蚕(炒)、天南星(制)、青皮、骨碎补(烫,去毛)、豆蔻、安息香、黄芩、香附(醋制)、玄参、白术(麸炒)、防风、龟甲(醋淬)、葛根、豹骨(油酥)、当归、血竭、地龙、水牛角浓缩粉、人工麝香、松香、体外培育牛黄、冰片、红参、草乌(制)、天麻、全蝎、何首乌。

【处方来源】 研制方,国药准字 Z32020032。

【功能与主治】 祛风止痛,除湿化痰,舒筋活络。用于风痰瘀阻所致的半身不遂,肢体麻木,足痿无力;或寒湿瘀阻之痹证,症见筋脉拘急,腰腿疼痛;亦用于跌打损伤引起的行走不便。

【临床应用】

(1)类风湿关节炎:大活络丸(胶囊)具有抗炎镇痛的作用,联合艾拉莫德能显著降低类风湿关节炎患者血清炎性因子水平,减轻关节肿胀、压痛等临床表现。

(2)股骨头坏死:大活络丸(胶囊)具有抗凝作用,联合双氯芬酸钠使用能提高中期股骨头坏死患者髋关节功能评分,降低炎症因子水平,减轻疼痛,改善功能。

(3)跌打损伤:大活络丸(胶囊)具有改善微循环的作用,可以用于因外力损伤,血离其经,瘀血阻络所致的跌打损伤,症见肢体肿胀疼痛,局部活动受限。

(4)脑血管疾病:大活络丸(胶囊)可以增加脑血流量,治疗由风痰瘀阻、气血两亏、肝肾不足而致的脑血管疾病,症见半身不遂或瘫痪,口舌歪斜,手足麻木,疼痛拘挛,或肢体痿软无力。

(5)冠心病:大活络丸(胶囊)具有抗动脉粥样硬化的作用,可以治疗由心气不足、痰瘀阻滞而致的冠心病,症见心胸憋闷不舒,或心胸作痛,心悸,神疲,喘息气短,舌暗淡或有瘀点,脉弱或涩。

【使用注意】

(1)本品处方中含细辛,不宜过量久服,肝、肾功能不全者慎用。

(2)运动员慎用,孕妇禁用。

(3)阴虚火旺者、脾胃虚寒者慎用,缺血性中风急性期不宜单纯使用。

(4)服药期间忌食油腻食物,戒酒。

(5)丸剂服用前应去除蜡皮、塑料球壳及玻璃纸,不可整丸吞服。

(6)患者服用后可能出现皮疹,眼、口腔黏膜糜烂,口唇疱疹,形成大疱性表皮坏死松解型药疹等过敏反应。对本品过敏者禁用,过敏体质者慎用。

【用法与用量】 丸剂:温黄酒或温开水送服,一次 1~2 丸,一日 2 次。胶囊:口服,一次 4 粒,一日 3 次。

小活络丸(片)

【药物组成】 胆南星、川乌(制)、草乌(制)、地龙、乳香(制)、没药(制)。

【处方来源】 《中国药典》2020 年版第一部。

【功能与主治】 祛风散寒,化痰除湿,活血止痛。用于风、寒、湿邪闭阻,痰瘀阻络所致的肢体关节疼痛,或冷痛,或刺痛,或疼痛夜甚,关节屈伸不利,麻木拘挛。

【临床应用】

(1)类风湿关节炎:小活络片(丸)具有抗炎镇痛作用,能减轻类风湿关节炎患者的滑膜炎症,减轻骨破坏。

(2)骨科关节疾病:可以治疗骨关节炎、大骨节病、肩周炎以及颈椎病等骨科疾病。

（3）腰臀筋膜炎：有联合复方倍他米松注射液封闭治疗腰臀筋膜炎的临床报道，能有效减轻疼痛，且复发率低。

（4）甲状腺囊肿：有联合大黄䗪虫丸治疗甲状腺囊肿的报道。

【使用注意】

（1）孕妇禁用。

（2）湿热瘀阻或阴虚有热者慎用，脾胃虚寒者慎用。

（3）有引起心律失常的报道，心脏病者禁用。

（4）有引起药疹的报道，对本品过敏者禁用，过敏体质者慎用。

（5）有引起胃黏膜出血的报道，消化道溃疡患者慎用。

（6）本品可引起四肢冰冷、周身乏力、手握拳无力、麻木等中毒表现，不可过量服用。

【用法与用量】 丸剂：黄酒或温开水送服，一次1丸，一日2次。片剂：口服，一次4片，一日2次。

风湿骨痛胶囊

【药物组成】 川乌（制）、草乌（制）、麻黄、红花、木瓜、乌梅、甘草。

【处方来源】 《中国药典》2020年版第一部。

【功能与主治】 温经散寒，通络止痛。用于寒湿痹阻经络所致的腰脊疼痛，四肢关节冷痛。

【临床应用】

（1）类风湿关节炎：风湿骨痛胶囊具有抗炎镇痛的作用，对急性非特异性炎性渗出、肿胀等慢性非特异性肉芽增生有明显的抑制作用，对化学性和热板致痛有较强的止痛作用。可以改善活动期类风湿关节炎患者的关节疼痛，降低血清炎性指标。

（2）强直性脊柱炎：风湿骨痛胶囊可以改善强直性脊柱患者的疼痛及晨僵等症状。

（3）骨性关节病：风湿骨痛胶囊联合氨基葡萄糖治疗骨性关节病，较单一药物治疗，能减轻关节疼痛。

【使用注意】

（1）阴虚火旺者或湿热痹者慎用。

（2）本品含有乌头碱，应严格按规定剂量服用，不可过量。

（3）服药后如果出现唇舌发麻、头痛头昏、腹痛腹泻、心烦欲呕、呼吸困难等情况，应立即停药并对症处理。

【用法与用量】 口服，一次2～4粒，一日2次，15日为1个疗程。

追风透骨丸（胶囊、片）

【药物组成】 川乌（制）、白芷、草乌（制）、香附（制）、甘草、白术（炒）、没药（制）、麻黄、川芎、乳香（制）、秦艽、地龙、当归、茯苓、赤小豆、羌活、天麻、赤芍、细辛、防风、天南星（制）、桂枝、甘松。

【处方来源】 研制方，国药准字Z44022711。

【功能与主治】 祛风除湿，通经活络，散寒止痛。用于风、寒、湿邪痹阻经络，血行不畅所致的肢体关节疼痛，痛有定处，遇寒加重，关节屈伸不利，或畏寒肢冷，肌肤麻木不仁，舌淡，苔白腻，脉弦紧或濡缓。

【临床应用】

(1) 类风湿关节炎：追风透骨丸(胶囊、片)具有抗炎镇痛作用,治疗类风湿关节炎,联合艾拉莫德,能有效减轻患者关节肿胀程度以及血清中炎性因子水平,减轻临床症状。

(2) 膝骨关节炎：追风透骨丸(胶囊、片)具有改善血液流变学的作用,治疗早、中期膝骨关节炎,能有效减缓关节疼痛,改善关节功能。

(3) 坐骨神经痛：追风透骨丸(胶囊、片)联合电针,能有效减轻坐骨神经痛患者的临床症状。

【使用注意】

(1) 孕妇禁用。

(2) 湿热痹阻、脾胃湿热、脾胃虚弱者慎用。

(3) 本品可引起胃肠道反应,消化道溃疡患者禁用。

(4) 本品可引起药疹,颜面、四肢、胸部潮红、瘙痒等过敏反应。对本品过敏者禁用,过敏体质者慎用。

(5) 本品可引起下肢浮肿,高血压、冠心病、肾病患者慎用。

(6) 不可过量使用。

【用法与用量】 丸剂：口服,一次 6 g,一日 2 次。片剂：口服,一次 4 片,一日 2 次。胶囊：口服,一次 4 粒,一日 2 次。

寒湿痹颗粒(片)

【药物组成】 附子(制)、川乌(制)、黄芪、桂枝、麻黄、白术(炒)、当归、白芍。

【处方来源】 研制方,国药准字 Z20044061。

【功能与主治】 温经散寒,蠲痹通络。用于肢体关节疼痛,疲乏或肿胀,局部畏寒的风寒湿痹。

【临床应用】

(1) 类风湿关节炎：寒湿痹颗粒(片)具有抗炎镇痛作用,可用于类风湿关节炎的治疗。

(2) 强直性脊柱炎：寒湿痹颗粒(片)具有免疫调节作用,可用于强直性脊柱炎的治疗。

(3) 膝骨关节炎：寒湿痹颗粒(片)治疗膝骨关节炎,可以改善疼痛等症状。

【使用注意】

(1) 阴虚、湿热证者慎服。

(2) 孕妇忌服,儿童、年老体弱者慎服。

(3) 儿童必须在成人监护下使用。

(4) 本品含有毒的附子、川乌,不可过量服用。

(5) 服用本品症状加重,或出现其他严重症状时,应停药并及时对症处理。

(6) 服药期间,忌食膏粱厚味、油腻不化之食,宜戒酒。

(7) 运动员慎用。

【用法与用量】 颗粒剂：开水冲服,一次 2 g(无糖型)或 5 g(减糖型),一日 3 次。片剂：口服,一次 4 片,一日 3 次。

寒痛乐熨剂

【药物组成】 生川乌、生草乌、麻黄、当归、吴茱萸、苍术、八角茴香、山柰、薄荷脑、樟脑、冰片、水杨酸甲酯。

【处方来源】　研制方,国药准字 Z20025747。

【功能与主治】　祛风散寒,舒筋活血。用于风寒湿痹所致腰腿肩臂疼痛、类风湿关节炎、胃脘痛、痛经及空调引起的腰酸背痛、头晕乏力等症。

【临床应用】

(1)类风湿关节炎:寒痛乐熨剂是一种外敷药,具有抗炎镇痛消肿作用,可用于治疗类风湿关节炎。

(2)颈椎病:寒痛乐熨剂除中药成分外,还含有大量精细的还原铁粉。使用后发生比较迅速的氧化还原反应,该过程为放热反应,通过药力与热力的协同作用,缓解肌肉疼痛和痉挛,使局部毛细血管扩张,血流增多,改善局部营养;增强代谢,降低痛觉神经的兴奋性,改善血液循环,减轻炎性水肿和组织缺氧,加速致痛物质的运转,对空调等引起的颈椎病具有很好的治疗作用。

(3)痛经:寒痛乐熨剂可以治疗痛经,减轻疼痛症状。

【使用注意】

(1)本品为外用药,不可内服。

(2)孕妇和皮肤溃烂、破损者忌用。

(3)使用时注意调节温度,防止烫伤。

(4)运动员慎用。

【用法与用量】　外用,一日 1 次。将外袋剪开,取出药袋,晃动数次,使药物充分松散,接触空气,手摸有热感时,置于固定袋内,覆盖于痛处,每袋可发热不少于 15 小时。产热过程中,如有结块,用手轻轻揉散。

正清风痛宁注射液

见各论第二章第九节滑膜炎中的"祛风除湿,消肿止痛类中成药"。

复方夏天无片

见各论第二章第八节坐骨神经痛中的"除湿通络,活血止痛类中成药"。

风湿痛药酒

【药物组成】　石楠藤、麻黄、桂枝、小茴香、苍术、羌活、白芷、蚕沙、猪牙皂、泽泻、乳香、没药、川芎、当归、牡丹皮、苦杏仁、香附、木香、陈皮、枳壳、厚朴、菟丝子、补骨脂、黄精、石耳、白术、山药。

【处方来源】　研制方,国药准字 Z36021182。

【功能与主治】　祛风除湿,活络止痛。用于风湿阻络所致的腰腿骨节疼痛,手足麻木,以及跌打损伤所致的局部肿痛。

【临床应用】　类风湿关节炎:风湿痛药酒可通过调节免疫系统,减少炎症因子的释放,扩张血管,治疗类风湿关节炎,可以缓解疼痛,改善关节功能。

【使用注意】　对酒精过敏者慎用。

【用法与用量】　口服,一次 10～15 mL,一日 2 次。

伤 湿 止 痛 膏

【药物组成】 生草乌、生川乌、乳香、没药、生马钱子、丁香、肉桂、荆芥、防风、老鹳草、香加皮、积雪草、骨碎补、白芷、山柰、干姜、水杨酸甲酯、薄荷脑、冰片、樟脑、芸香浸膏、颠茄流浸膏，辅料为橡胶、松香、氧化锌、羊毛脂、凡士林、液体石蜡、二甲基亚砜、抗氧剂 1010。

【处方来源】 研制方，国药准字 Z20023035。

【功能与主治】 祛风湿，活血止痛。用于风湿性关节炎、肌肉疼痛、关节肿痛。

【临床应用】 类风湿关节炎：伤湿止痛膏为中药透皮吸收制剂，有很好的祛湿、止痛、解痉、化瘀、通络作用。该药能在无菌性炎症启动前抑制炎症反应，解除局部痉挛，切断疼痛恶性循环，从而缓解疼痛。

【使用注意】

（1）本品为外用药，使用时切勿接触眼睛、口腔等黏膜处，使用后立即洗手。

（2）糖尿病严重者慎用，以防止使用不当引起皮肤损伤。

（3）运动员慎用。

（4）经期、哺乳期妇女及孕妇慎用。

（5）本品含生川乌、生草乌、生马钱子，为局部疼痛的对症用药，不宜长期或大面积使用，用药宜在 7 日以内。

（6）用药后局部皮肤如出现瘙痒、刺痛、皮疹时，应立即取下，停止使用，症状严重者应对症处理。

（7）对本品过敏者禁用，过敏体质者慎用。

【用法与用量】 外用，贴于患处，一次 1 片，一日 1 次。

代 温 灸 膏

【药物组成】 辣椒、肉桂、生姜、肉桂油。

【处方来源】 《中国药典》2020 年版第一部。

【功能与主治】 温经通脉，散寒止痛。用于风寒阻络所致的腰背、四肢关节冷痛及风寒内停引起的脘腹冷痛，虚寒泄泻。

【临床应用】

（1）类风湿关节炎：代温灸膏具有抗炎镇痛、扩张血管作用。治疗类风湿关节炎寒湿痹阻证具有较好疗效。

（2）膝骨关节炎：临床有代温灸膏治疗膝骨关节炎的报道。

（3）颈椎病：临床有代温灸膏治疗颈椎病的报道。

（4）慢性胃肠炎：代温灸膏腹部贴敷治疗慢性胃肠炎有效。

（5）原发性痛经：临床有代温灸膏穴位贴敷治疗原发性痛经的报道。

【使用注意】

（1）本品有活血之功，孕妇禁用。

（2）风湿热痹、关节红肿热痛者不宜使用。

（3）脾胃积热、脘腹灼热者不宜使用。

（4）对本品过敏者禁用，过敏体质者慎用。

【用法与用量】　外用,根据病症,按穴位贴 1 张,一日 1 次。

伸 筋 活 络 丸

【药物组成】　马钱子(制)、川乌(制)、草乌(制)、木瓜、当归、川牛膝、杜仲炭、续断、木香、全蝎、透骨草。

【处方来源】　《中国药典》2020 年版第一部。

【功能与主治】　舒筋活络,祛风除湿,温经止痛。用于风、寒、湿邪闭阻脉络所致的肢体关节冷痛,屈伸不利,手足麻木,半身不遂。

【临床应用】　类风湿关节炎:伸筋活络丸具有改善微循环、抗炎镇痛作用,能消除慢性非特异性炎症,改善局部微循环,对类风湿关节炎炎症具有缓解作用。

【使用注意】

(1) 忌食生冷及荞麦。

(2) 孕妇、儿童、高血压、肝肾功能不全者禁用。

(3) 不可过量、久服。

【用法与用量】　口服,成人男子一次 2～3 g,女子一次 1～2 g,一日 1 次,晚饭后服用。服药后应卧床休息 6～8 小时。年老体弱者酌减。

(二) 疏散风热,通痹止痛类

雷 公 藤 片

【药物组成】　雷公藤提取物。

【处方来源】　研制方,国药准字 Z42021534。

【功能与主治】　祛风湿,活血通络,消肿止痛,杀虫解毒。用于因风湿热瘀,毒邪瘀滞所致的手、足、腕等小关节晨僵,对称性关节肿痛,或伴发热、无力、纳差;晚期多见关节强直,关节功能丧失的类风湿关节炎。

【临床应用】

(1) 类风湿关节炎:雷公藤片具有抑制免疫及抗炎镇痛作用,可以用于类风湿关节炎的治疗。

(2) 寻常型银屑病:联合沙利度胺治疗寻常型银屑病,能增强治疗效果,纠正机体免疫功能紊乱,加快疾病好转。

【使用注意】

(1) 孕妇禁用。

(2) 服药期间可引起黄疸、转氨酶升高;严重者可出现急性中毒性肝损伤,肝功能不全者禁用。服用期间定期检查肝功能。

(3) 服药期间可出现少尿或多尿、水肿、肾功能异常等肾脏损害;严重者可出现急性肾功能衰竭,肾功能不全者禁用。服药期间应定期检查肾功能。

(4) 服药期间可引起女性月经紊乱、月经量少或闭经,男性精子活力及数目减少,影响生育,生育年龄有孕育要求者不宜服用。

(5) 服药期间可引起白细胞、血小板下降,严重者可出现粒细胞缺乏和全血细胞减少。贫血、白细胞减少或血小板减少者不宜使用。

（6）服药期间可以出现口干、恶心、呕吐、乏力、食欲不振、腹胀、腹泻，严重者可出现胃出血，宜饭后服用。消化道溃疡者禁用。

（7）服药期间可出现头昏、头晕、嗜睡、失眠、神经炎、复视等，高血压患者慎用。

（8）服药期间可出现皮疹、瘙痒、脱发、面部色素沉着等，对本品过敏者禁用，过敏体质者慎用。

【用法与用量】　口服，一次 1～2 片，一日 2～3 次。

豨桐丸（胶囊）

【药物组成】　臭梧桐叶、豨莶草。

【处方来源】　《中国药典》2020 年版第一部。

【功能与主治】　清热祛湿，散风止痛。用于风湿热痹所致的关节红肿热痛。

【临床应用】

（1）类风湿关节炎：豨桐丸（胶囊）具有抗炎镇痛作用，联合甲氨蝶呤治疗类风湿关节炎，能够改善类风湿因子和 C-反应蛋白指数，降低炎性因子水平，缓解肢体关节疼痛、酸楚、麻木及活动障碍等临床症状，同时联合用药能缩短疗程，减少甲氨蝶呤的用量，降低甲氨蝶呤不良反应的发生，提高安全性及临床疗效。

（2）肩周炎：豨桐丸（胶囊）可用于肩周炎风湿热痹证的治疗，症见关节疼痛且夜间加重、局部肿胀等，能明显缓解患者肩部疼痛，改善肩部活动度，抑制肩关节局部肿胀，提高患者生活质量。

（3）膝骨关节炎：豨桐丸（胶囊）用于治疗膝骨关节炎，能够显著降低 VAS 评分，降低关节液中 TNF-α、NO 的含量，有效缓解局部疼痛及炎症，改善患膝活动功能。

【使用注意】

（1）寒湿痹证者慎用。

（2）忌食辛辣、油腻食物。

【用法与用量】　口服，一次 10 丸，一日 3 次。

雪山金罗汉止痛涂膜剂

见各论第二章第三节肩周炎中的"活血化瘀类中成药"。

（三）补益气血，通痹止痛类

痹祺胶囊

见各论第二章第三节肩周炎中的"益气补血类中成药"。

（四）补益肝肾，通痹止痛类

尪痹颗粒（片、胶囊）

【药物组成】　生地黄、熟地黄、续断、附子（制）、独活、骨碎补、桂枝、淫羊藿、防风、威灵仙、皂角刺、羊骨、白芍、狗脊（制）、知母、伸筋草、红花。

【处方来源】　《中国药典》2020 年版第一部。

【功能与主治】　补肝肾，强筋骨，祛风湿，通经络。用于肝肾不足，风湿阻络所致的肌肉、关节疼痛,局部肿大,僵硬畸形,屈伸不利,腰膝酸软,畏寒乏力。

【临床应用】

(1) 类风湿关节炎:尪痹颗粒(片、胶囊)具有调节血清及关节滑膜组织细胞因子水平,抗炎镇痛作用。可以治疗类风湿关节炎,症见关节疼痛或关节局部肿痛,重着,麻木,畏寒喜温,或关节肿大变形,屈伸不利,甚至关节强直,足跗不能行走,胫屈不能伸,肌肉瘦削。

(2) 骨质疏松症:有尪痹颗粒(片、胶囊)改善骨质疏松症疼痛的临床报道。

【使用注意】

(1) 孕妇禁用。

(2) 湿热实证者慎用。

(3) 服药期间,忌食生冷。

【用法与用量】　口服。颗粒剂:开水冲服,一次 6 g,一日 3 次。片剂:一次 7～8 片,一日 3 次。胶囊剂:一次 5 粒,一日 3 次。

风　湿　液

见各论第二章第三节肩周炎中的"益气补血类中成药"。

益肾蠲痹丸

【药物组成】　骨碎补、熟地黄、当归、徐长卿、土鳖虫、僵蚕(麸炒)、蜈蚣、全蝎、蜂房(清炒)、广地龙(酒制)、乌梢蛇(酒制)、延胡索、鹿衔草、淫羊藿、寻骨风、老鹳草、鸡血藤、萆草、生地黄、虎杖。

【处方来源】　研制方,国药准字 Z10890004。

【功能与主治】　温补肾阳,益肾壮督,搜风剔邪,蠲痹通络。用于发热,关节疼痛、肿大,屈伸不利,肌肉疼痛,瘦削或僵硬,畸形的顽痹(类风湿关节炎)。

【临床应用】

(1) 类风湿关节炎:益肾蠲痹丸具有抗炎镇痛作用,合痛风定胶囊,治疗活动期类风湿关节炎疗效显著,能有效缩短晨僵时间,缓解休息痛及关节肿胀程度,提高关节压痛指数,下调 MMP-3 和 TIMP-1 水平,从而达到保护四肢关节的作用。益肾蠲痹丸治疗中、晚期病情活跃类风湿关节炎,能够有效降低类风湿因子、红细胞沉降率、C-反应蛋白水平,改善 VAS、DAS 评分,缓解关节肿痛,缩短晨僵时间,使炎性指标恢复正常。

(2) 肩周炎:益肾蠲痹丸可用于治疗因肝肾亏虚,寒痰湿瘀痹阻经络所致的肩周炎,症见肩关节肿痛,活动不利,肩部肌肉疼痛等,能够明显改善肩关节活动度,减轻肩关节疼痛。

(3) 膝骨关节炎:益肾蠲痹丸可用来治疗膝骨关节炎,能够显著减轻膝关节疼痛,改善关节运动功能,降低 VAS 评分和 WOMAC 骨性关节炎指数,具有较好的远期疗效,临床上也可与体外冲击波疗法联合应用。

(4) 强直性脊柱炎:益肾蠲痹丸可用来治疗强直性脊柱炎,能够降低红细胞沉降率和 C-反应蛋白水平,缩短晨僵时间,降低关节疼痛评分,有效改善患者临床指标,提高患者生活质量。

【使用注意】

(1) 本品是标本兼治之品,起效较慢,一般 30 日为 1 个疗程。对曾服用过多种药物治疗的患者,在服用本品疼痛减轻后,才可逐渐递减原服用药物,不可骤停。

(2)本品服用后偶有皮肤瘙痒过敏反应,对本品过敏者禁用,过敏体质者慎用。

(3)据报道服用本品可出现呕吐、反酸、腹胀等胃脘不适,消化道溃疡者慎用。

(4)服用本品可出现口干、便秘,便秘患者慎用。

(5)本品含寻骨风,该药含有的马兜铃酸可引起肾脏损害等不良反应。使用本品期间,需要定期检查肾功能,如发现肾功能异常应立即停药。

(6)儿童及老年人慎用,孕妇、婴幼儿及肾功能不全者禁用。

【用法与用量】 口服,一次 8～12 g,一日 3 次。

第三节 骨质疏松症

一、概述

(一)概念

骨质疏松症是由于多种原因导致的骨密度和骨质量下降,骨微结构破坏,造成骨脆性增加,从而容易发生骨折的全身性骨病。骨质疏松症可以分为原发性骨质疏松症和继发性骨质疏松症。原发性骨质疏松症又可分为高转换型骨质疏松症(又称绝经后骨质疏松症)和低转换型骨质疏松症(又称老年性骨质疏松症)。继发性骨质疏松症多继发于其他疾病或应用某些药物后发生。骨质疏松症属于中医"骨痿"范畴。

(二)治疗

1. 西医治疗　骨质疏松症的治疗措施包括基础措施和药物治疗,主要目的是预防骨质疏松症的进一步发展,避免骨质进一步减少,消除可能的脆性骨折危险因素,提高患者的生活质量。

2. 中成药治疗　根据中医辨证论治理论,虚为骨质疏松症病机之根本。根据中医"肾主骨"理论,骨质疏松症多从肾论治,以补肾益精,健脾益气,活血祛瘀为基本治则进行辨证论治,实现肝、脾、肾同治,全面治疗骨质疏松症。

二、中成药的辨证分类

骨质疏松症多以本虚标实为主,临床可分为肝肾阴虚证、脾肾阳虚证和气虚血瘀证,中成药主要以滋补肝肾、填精壮骨类,温补脾肾、强筋壮骨类,补肾强骨、活血化瘀类为主。

(一)滋补肝肾,填精壮骨类

骨质疏松症肝肾阴虚证,症见腰膝酸痛,手足心热,伴发下肢抽筋,驼背弯腰,两目干涩,形体消瘦,眩晕耳鸣,潮热盗汗,失眠多梦,舌红少苔,脉细数等。治宜滋补肝肾,填精壮骨。

常用中成药:仙灵骨葆胶囊(片)。

（二）温补脾肾，强筋健骨类

骨质疏松症脾肾阳虚证，症见腰膝冷痛，食少便溏，伴发腰膝酸软，双膝行走无力，弯腰驼背，畏寒喜暖，腹胀，面色白，舌淡胖，苔白滑，脉沉迟无力等。治宜温补脾肾，强筋壮骨。

常用中成药：金天格胶囊。

（三）补肾强骨，活血化瘀类

骨质疏松症血瘀证，症见腰脊刺痛，腰膝酸软，伴发下肢痿弱，步履艰难，耳鸣，舌质淡紫，脉细涩等。治宜补肾强骨，活血化瘀。

常用中成药：强骨胶囊、骨疏康颗粒（胶囊）、青娥丸。

三、中成药

（一）滋补肝肾，填精壮骨类

仙灵骨葆胶囊（片）

【药物组成】　淫羊藿、续断、丹参、知母、补骨脂、地黄。

【处方来源】　研制方，国药准字 Z20025337。

【功能与主治】　滋补肝肾，活血通络，强筋壮骨。用于肝肾不足，瘀血阻络所致的腰脊疼痛，足膝酸软，乏力。

【临床应用】

（1）骨质疏松症：仙灵骨葆胶囊（片）可以调节机体代谢，刺激骨形成；抑制破骨细胞的吸收活动，加快骨重建活动，提高骨密度，增加骨矿含量，使整体骨量和骨的质量得到恢复。本品对多种类型骨质疏松症具有一定疗效，在常规西医治疗的基础上或联合易筋经运动疗法，加服仙灵骨葆胶囊（片）对绝经后骨质疏松症、类风湿关节炎继发骨质疏松症等均有疗效，可显著升高腰椎、股骨颈骨密度。

（2）膝骨关节炎：仙灵骨葆胶囊（片）具有抗炎镇痛作用。本品联合穴位贴敷可改善膝骨关节炎患者跛行、肿胀、关节不稳及疼痛等程度，缩小膝关节周径，促进膝关节功能恢复。本品还可与玻璃酸钠等联合用于膝骨关节炎的治疗，以缩短疼痛缓解时间、恢复膝关节功能和抑制炎症反应等。联合硫酸氨基葡萄糖胶囊，治疗膝骨关节炎，膝关节疼痛视觉模拟评分改善，效果确切。

（3）股骨头坏死：仙灵骨葆胶囊（片）可以调节保护性腺，提高血清雌激素水平，刺激骨形成；提高骨密度，增加骨矿含量；抑制破骨细胞的吸收活动，加快骨重建活动，使整体骨量和骨的质量得到恢复。本品治疗股骨头坏死，可降低坏死体积与股骨头体积比，改善髋关节评分、疼痛程度和生活质量。

（4）骨折：仙灵骨葆胶囊（片）可以增加血清骨钙素、生长激素、血清碱性磷酸酶、血清磷水平，明显降低血清钙离子浓度；促进骨小梁成熟、成骨细胞增加，具有增加骨折断端骨痂面积及类骨质面积的作用，促进骨折愈合。在对骨质疏松性胸腰椎压缩性骨折患者进行静脉滴注唑来膦酸补钙的基础上，服用仙灵骨葆胶囊（片），可在治疗中降低功能障碍指数、VAS 评分。老年患者骨质疏松症合并四肢骨折术后，辅助口服仙灵骨葆胶囊（片），可提高患者骨密度，改善患者骨代谢水平,缓解疼痛,改善生活质量。

【使用注意】

(1)孕妇禁用。

(2)服药期间,忌食生冷、油腻食物。

(3)感冒时不宜服用。

(4)对本品过敏者禁用,过敏体质者慎用。

(5)本品长期服用,可致转氨酶异常,服用过程中应定期监测肝功能。

(6)本品可致恶心等消化系统不适反应,消化道溃疡患者慎用。

【用法与用量】 口服,一次3粒,一日2次,4~6周为1个疗程。

(二)温补脾肾,强筋健骨类

金 天 格 胶 囊

【药物组成】 人工虎骨粉。

【处方来源】 研制方,国药准字 Z20030080。

【功能与主治】 补肾壮骨。用于腰背疼痛,腿脚酸软,下肢痿弱,步履艰难等。

【临床应用】

(1)骨质疏松症:金天格胶囊能改善原发性骨质疏松症患者中医证候总体评分,尤其在改善腰背疼痛、腰膝酸软无力症状方面具有优势,同时能减轻疼痛程度,增加骨密度,并且安全性较好。

(2)膝骨关节炎:金天格胶囊具有抗炎镇痛作用,治疗绝经期女性膝骨关节炎,可以缓解疼痛,改善症状。

【使用注意】 偶见个别患者服药后出现口干。服药期间需多饮水。

【用法与用量】 口服,一次3粒,一日3次。1盒约服用3日,3个月为1个疗程。

(三)补肾强骨,活血化瘀类

强 骨 胶 囊

【药物组成】 骨碎补总黄酮。

【处方来源】 研制方,国药准字 Z20030007。

【功能与主治】 补肾,强骨,止痛。用于肾阳虚所致的骨脆易折,腰背或四肢关节疼痛,畏寒肢冷或抽筋,下肢无力,夜尿频多。

【临床应用】

(1)骨质疏松症:强骨胶囊可调节血钙、甲状旁腺素、降钙素、骨和血中的碱性磷酸酶、骨钙素水平,促进骨形成,抑制骨吸收,增加骨密度,提高骨骼抗外力冲击能力,从而对骨质疏松症起到治疗作用。

(2)膝骨关节炎:强骨胶囊具有抗炎镇痛作用,联合早期功能锻炼,治疗老年膝骨关节炎,可有效改善患者症状,促进膝关节功能恢复。

【使用注意】

(1)忌辛辣、生冷、油腻食物。

(2)感冒发热者不宜服用。

（3）有高血压、心脏病、肝病、肾病、糖尿病等严重慢性病者应慎用。

（4）偶见口干、便秘，一般不影响继续治疗。

（5）过敏体质者慎用。

【用法与用量】　饭后用温开水送服，一次1粒，一日3次，3个月为1个疗程。

骨疏康颗粒（胶囊）

【药物组成】　淫羊藿、熟地黄、骨碎补、黄芪、丹参、木耳、黄瓜子。

【处方来源】　《中国药典》2020年版第一部。

【功能与主治】　补肾益气，活血壮骨。用于肾虚兼气血不足所致的腰背疼痛，腰膝酸软，下肢痿弱，步履艰难，神疲，目眩，舌质偏红或淡，脉平或濡细。

【临床应用】　骨质疏松症：骨疏康颗粒（胶囊）能够促进骨形成，抑制骨吸收，双重调节骨代谢；促进骨钙的吸收和沉积；增加骨密度，改善骨质量；增加骨小梁宽度和体积，修复受损的骨微结构；改善骨的生物力学性能，增加骨组织承载力，增强骨强度。治疗骨质疏松症，在改善骨密度的同时，由于本品亦具有抗炎镇痛作用，也可改善骨质疏松症引起的疼痛。

【使用注意】

（1）忌辛辣、生冷、油腻食物。

（2）发热患者暂停使用。

（3）对本品过敏者禁用，过敏体质者慎用。

（4）本品有活血之功，孕妇忌用。

（5）肝功能不全者禁用。

（6）个别患者可出现恶心、胃部不适等不良反应。消化道溃疡患者慎用。

【用法与用量】　颗粒剂：口服，一次1袋，一日2次。胶囊剂：口服，一次4粒，一日2次，饭后服用。疗程6个月。

青　娥　丸

【药物组成】　杜仲（盐）、补骨脂（盐）、核桃仁（炒）、大蒜。

【处方来源】　《中国药典》2020年版第一部。

【功能与主治】　补肾强腰。用于肾虚腰痛，起坐不利，膝软乏力。

【临床应用】

（1）骨质疏松症：骨转换标志物是评估骨代谢的生化指标，能够反映药物对骨转换的代谢作用，骨转换增加是绝经后骨质疏松症病理、生理发展过程中最重要的因素。不同的标志物分别介导骨形成和骨吸收，而两者之间的不平衡通常被认为是导致骨质疏松症的重要发病机制。青娥丸能够使骨转换速率下降，具有预防骨量丢失的作用，而对骨质疏松症起到治疗作用。青娥丸能显著降低绝经后肾虚血瘀型骨质疏松症患者腰背疼痛和腰膝酸软症状程度。

（2）股骨头坏死：青娥丸可有效改善早期股骨头坏死患者脂质代谢水平、血黏度及骨转换标志物相关因子水平，从而间接改善微循环状态及骨转换，缓解骨髓水肿及临床症状，提高患者生活质量。

【使用注意】

（1）湿热或寒湿痹阻及外伤腰痛者慎用。

（2）治疗期间宜节制房事。

【用法与用量】　口服，水蜜丸一次 6～9 g，大蜜丸一次 1 丸，一日 2～3 次。

第四节　股骨头坏死

一、概述

（一）概念

股骨头坏死，又称股骨头缺血性坏死，是股骨头血供中断或受损，引起骨细胞及骨髓成分死亡及随后的修复，继而导致股骨头结构改变，股骨头塌陷，引起关节疼痛，关节功能障碍的疾病，是骨科领域常见的难治性疾病。股骨头坏死可分为创伤性和非创伤性两大类。创伤性主要由股骨颈骨折和髋关节脱位等髋部外伤引起，其机制是股骨头部血运中断，导致骨细胞发生缺血、缺氧，直至骨细胞、骨髓细胞死亡。非创伤性主要病因为皮质类固醇的应用、酗酒、减压病、镰状细胞贫血等，有关其发病机制的学说繁多，至今尚无定论。股骨头坏死属于中医"骨蚀"范畴。

（二）治疗

1. 西医治疗　股骨头坏死的西医治疗方法较多，制订合理的治疗方案应综合考虑分期、坏死体积、关节功能和患者年龄、职业及对保存关节治疗的依从性等因素。非手术治疗主要包括保护性负重，非甾体抗炎药、低分子肝素、双膦酸盐以及扩血管药物等药物治疗，体外冲击波、高频电场、高压氧、磁疗等物理治疗以及制动与适当牵引；手术治疗包括保留患者自身股骨头为主的修复、重建手术和人工髋关节置换手术两大类。保留股骨头手术包括髓芯减压术、骨移植术、截骨术、带或不带血运的骨移植术等。

2. 中成药治疗　以中医整体观为指导，遵循"动静结合，筋骨并重，内外兼治，医患合作"基本原则，强调早期诊断、病证结合、辨证论治、早期规范治疗。在股骨头坏死的发病过程中，以瘀为主，并贯穿始终，故活血是其基本治疗原则。

二、中成药的辨证分类

（一）活血化瘀，消肿止痛类

股骨头坏死的早期，多属气滞血瘀证，症见髋部疼痛，夜间痛剧，刺痛不移，关节屈伸不利，舌暗或有瘀点，脉弦或沉涩。治宜活血化瘀，消肿止痛。

常用中成药：健骨生丸、通络生骨胶囊。

（二）活血益气，补益肝肾类

股骨头坏死中、晚期，多属肝肾亏虚证，症见髋痛隐隐，绵绵不休，关节强硬，伴心烦失眠，口渴咽干，面色潮红，舌红，脉细数。治宜活血益气，补益肝肾。

常用中成药：仙灵骨葆胶囊(片)、恒古骨伤愈合剂、青娥丸。

三、中成药

(一) 活血化瘀,消肿止痛类

健 骨 生 丸

【药物组成】　当归、三七、地龙、冰片、西红花、珍珠、冬虫夏草。

【处方来源】　研制方,国药准字 Z10970030。

【功能与主治】　活血化瘀,通经活络,养血生骨。用于瘀血阻络,筋骨失养所引起的股骨头坏死等症。

【临床应用】　股骨头坏死:健骨生丸可使血清酸性磷酸酶明显下降,碱性磷酸酶明显升高;血清总胆固醇明显下降,过氧化物歧化酶明显升高,同时可显著降低全血黏度,增加胸腺指数,降低股骨头髓腔毛细血管壁脂肪沉积和增加股骨头毛细血管分布,使骨细胞生长活跃,骨矿化沉积速度加快,骨小梁单位体积、骨小梁宽度、骨皮质单位体积均加大;对骨修复起到了显著作用,治疗股骨头坏死可以改善坏死状况。同时健骨生丸具有抗炎镇痛作用,可以改善股骨头坏死患者的疼痛症状。

【使用注意】

(1) 孕妇慎服。

(2) 忌用激素类药物。

(3) 服药期间忌烟、酒。

(4) 有的患者服药 1～4 周后,患部疼痛感到有加重的现象,属正常反应。继续用药,疼痛会逐渐减轻至消失,不影响治疗。疼痛轻重和持续时间与病情轻重和个体差异有关。

【用法与用量】　口服,一次 4.5～9 g,一日 3 次,饭前 1 小时温开水送服。

通络生骨胶囊

【药物组成】　木豆叶。

【处方来源】　研制方,国药准字 Z20040001。

【功能与主治】　活血健骨,化瘀止痛。用于股骨头缺血性坏死所致的髋部活动受限、疼痛、跛行、肌肉萎缩、腰膝酸软、乏力疲倦,舌质偏红或有瘀斑,脉弦。

【临床应用】

(1) 股骨头坏死:通络生骨胶囊可以促进血管生长,使坏死组织再血管化,保护和改善血管结构,保证组织的有效灌注,使细胞得以进行正常的代谢;激发成骨细胞活性,调节骨代谢,促进新骨生长,使骨细胞数量增多,从而促进新生骨的形成,维持骨组织的力学框架。治疗股骨头坏死能改善患者的局部疼痛症状,促进股骨头坏死区域的死骨吸收和新骨形成,能改善患者跛行、活动受限、腰膝酸软、乏力倦怠、肌肉萎缩等症状。

(2) 骨折:通络生骨胶囊治疗骨折,可促进骨折断端血肿机化,促进软骨细胞增生,使软骨骨痂早出现,骨化提前,早期形成大量新的小梁骨(编织骨),骨折局部密度增高,缩短骨髓腔再通时间,促进骨折愈合。

(3) 骨关节炎:通络生骨胶囊通过改善滑膜充血肿胀,维持软骨细胞的正常形态,对骨关节炎起到防治作用。

（4）骨质疏松症：通络生骨胶囊可显著升高血清碱性磷酸酶含量、骨小梁面积、成骨细胞个数以及骨小梁个数，增加骨小梁厚度，用于应力缺失性骨质疏松症的防治。

【使用注意】

（1）服用本品期间，个别患者可能出现短暂的髋关节疼痛加剧，这是死骨吸收的正常反应，此时应注意减轻负重。

（2）个别患者服用后出现谷丙转氨酶升高，肝功能不全者慎用。

（3）个别患者服用后可能出现轻微的胃部不适、腹泻，消化道溃疡患者慎用。

（4）个别患者服用后可能出现潮热、皮肤瘙痒。对本品过敏者禁用，过敏体质者慎用。

【用法与用量】 口服，一次4粒，一日3次。

（二）活血益气，补益肝肾类

仙灵骨葆胶囊（片）

见各论第三章第三节骨质疏松症中的"滋补肝肾，填精壮骨类中成药"。

恒古骨伤愈合剂

见各论第一章第三节骨折、关节脱位中的"活血益气，补益肝肾类中成药"。

青 娥 丸

见各论第三章第三节骨质疏松症中的"补肾强骨，活血化瘀类中成药"。

第五节 骨 髓 炎

一、概述

（一）概念

骨髓炎是指由细菌感染骨骼而引起的炎症，为一种骨的感染和破坏，可由需氧或厌氧菌、分枝杆菌及真菌引起。临床常反复发作，部分患者迁延不愈，严重影响身体健康和劳动能力。本病好发于四肢长骨，尤以胫骨为最多，股骨、肱骨和桡骨次之，糖尿病患者的足部或由于外伤或手术引起的穿透性骨损伤部位也是骨髓炎好发部位。儿童最常见部位为血供良好的长骨，如胫骨或股骨的干骺端。按病情发展可分为急性骨髓炎和慢性骨髓炎。中医学认为，骨髓炎属于"附骨疽""咬骨疽"等范畴。

（二）治疗

1. 西医治疗 治疗目的是尽早控制感染，使病变在急性期治愈，防止演变为慢性骨髓炎。西医治疗包括全身支持对症治疗、抗生素应用、局部减压和引流、固定等。

2. 中成药治疗 中成药治疗骨髓炎具有标本兼治、不良反应小等特点，临床疗效显著。

二、中成药的辨证分类

(一) 清热解毒类

热毒注骨导致的骨髓炎多见于患疔毒疮疖或麻疹、伤寒等病后，余毒未尽，热毒深蕴于内，伏结入骨成疽；或因跌打闪挫，气滞血瘀，经络阻塞，积瘀成疽，循经脉流注入骨，繁衍聚毒为病，现称血源性骨髓炎。症见患部疼痛，皮肤红肿，触痛明显，肢体局部可触及波动感，或窦道可见脓性分泌物流出，可闻及异常气味，受累肢体关节主、被动活动受限，或伴寒战、发热，舌红，苔黄，脉弦数或滑数。血常规检查白细胞计数明显升高，中性粒细胞比例增加，红细胞沉降率加快。多见于慢性血源性骨髓炎或骨科术后感染慢性期的急性发作。

常用中成药：抗骨髓炎片。

(二) 补益气血类

骨髓炎的发生与机体正气的强弱有密切关系。儿童时期，脏腑娇嫩，形气未充，骨骼空虚，外邪易于乘虚入侵；毒邪侵袭，正不胜邪，毒邪不能外散，深窜入骨，致病而成附骨疽，这是发病的内在因素。明代陈实功《外科正宗》曰："夫附骨疽者，乃阴寒入骨之病也。但人之气血生平壮实，虽遇寒冷邪不入骨。"症见患部时有疼痛，活动、劳累或逢阴雨天气后加重，皮肤轻肿不红，触痛轻微，窦道时愈时溃，脓液或稠或稀，伴轻度异常气味，间或可见死骨排出，受累肢体关节僵硬时轻时重，偶见低热，舌质淡红，苔薄腻或薄黄，脉滑。血常规检查白细胞计数正常或偏高，中性粒细胞比例基本正常，红细胞沉降率正常或略快。多见于慢性血源性骨髓炎经治疗后继发死骨形成，开放性骨折或骨折内固定术后感染较局限或局部存在死腔。

常用中成药：八珍丸。

(三) 补益肝肾类

骨髓炎后期，形成肝肾亏虚证，症见肢体畸形，关节僵硬，活动障碍，患部隐隐作痛，局部肤色晦暗，漫肿不消，隐痛不适，得温痛减。窦道周围皮肤暗紫无弹性，窦道久不收口，脓水清稀不断，不伴异常气味，骨质萎缩缺损，骨折久不愈合或延迟愈合，伴形体羸瘦，面色苍白，肢冷畏寒，倦怠乏力，舌质暗淡，苔薄或无苔，脉沉细、沉迟。见肾亏骨空，虚寒内生，气血不足之象。血常规检查红细胞、血红蛋白偏低，红细胞沉降率正常，血生化检查显示白蛋白偏低或球白倒置。多见于慢性骨髓炎局部伴有较大死腔、骨缺损或伴骨不连；患者身体素质差，存在中、重度营养不良。

常用中成药：右归丸、恒古骨伤愈合剂。

三、中成药

(一) 清热解毒类

抗 骨 髓 炎 片

【药物组成】　金银花、蒲公英、紫花地丁、半枝莲、白头翁、白花蛇舌草。

【处方来源】　《中国药典》2020 年版第一部。

【功能与主治】 清热解毒,散瘀消肿。用于热毒血瘀所致发热、口渴,局部红肿、疼痛、流脓。

【临床应用】 骨髓炎:骨髓炎是由病原菌诱发同时伴有机体免疫紊乱和炎症反应失控的生理、病理过程。抗骨髓炎片多数药物成分具有免疫增强作用,或提高巨噬细胞吞噬率,或增加淋巴细胞转化率,进而显著增强机体的免疫功能。本品一方面抑制致病菌,尤其是对金黄色葡萄球菌具有显著的抑制或杀灭作用;另一方面提高机体免疫力、改善内环境,从而实现抗感染及修复病灶的效果。抗骨髓炎片的另外作用机制可能是通过调节血清炎性因子的含量,以改善炎症机体的免疫功能,减轻由过度炎症反应导致的骨组织破坏,有助于骨组织的修复及骨髓炎窦道的愈合,从而对骨髓炎起到治疗作用。

【使用注意】 孕妇慎服。

【用法与用量】 口服,一次 8～10 片,一日 3 次,儿童酌减。

(二) 补益气血类

八 珍 丸

【药物组成】 党参、白术(炒)、茯苓、白芍、熟地黄、当归、川芎、甘草。

【处方来源】 《中国药典》2020 年版第一部。

【功能与主治】 补气益血。用于气血两虚,症见面色微黄,食欲不振,四肢乏力,月经过多。

【临床应用】

(1) 骨髓炎:八珍丸具有调节免疫、改善血液流变学的作用。治疗骨髓炎可以改善患者的全身症状,并促进骨髓炎患者窦道的愈合。

(2) 衰老性疾病:八珍丸具有抗氧化和延缓衰老的作用,可以治疗老年性皮肤瘙痒症、玻璃体混浊、视神经萎缩等衰老性疾病。

(3) 血液系统疾病:八珍丸具有促进造血的功能,可以用于贫血、白细胞减少症、白血病等血液系统疾病。

【使用注意】 阴虚者慎用。

【用法与用量】 口服,水蜜丸一次 6 g,大蜜丸一次 1 丸,一日 2 次。

(三) 补益肝肾类

右 归 丸

【药物组成】 肉桂、附片(炮)、鹿角胶、杜仲(盐)、菟丝子、萸肉(酒)、熟地黄、枸杞子、当归、山药。

【处方来源】 《中国药典》2020 年版第一部。

【功能与主治】 温补肾阳,填精止遗。用于肾阳不足,命门火衰所致的腰膝酸冷,精神不振,怯寒畏冷,阳痿遗精,大便溏薄,尿频而清。

【临床应用】

(1) 骨髓炎:右归丸具有较强的温补肾阳的作用,可以用于骨髓炎后期肾阳亏虚,肾精不足所引起的诸多症状。

(2) 骨质疏松症:骨形成强于骨吸收是评估骨形成速度的重要指标,可反映药物对骨重建的作用,骨吸收强于骨形成则表现为骨质疏松。右归丸能够提高患者血钙水平,加速机体钙形成,加快骨形成,使骨吸收速率下降,具有预防骨量丢失的作用。治疗肾阳亏虚型骨质疏松症,可以取得较好的效果。

（3）膝骨关节炎：右归丸对于寒凝型膝骨关节炎效果显著，联合隔姜灸，可以改善患者血清炎症活动指标及阳虚证候评分，有效改善症状。

（4）腰椎间盘突出症：右归丸配合针刺治疗腰椎间盘突出症临床疗效显著，其治疗机制与调控炎症反应有关。

（5）阳痿、遗精：系由命门火衰，精关不固，肾阳不足所致。右归丸可以提升睾酮的表达水平，对阳痿、遗精起到治疗作用。

（6）慢性结肠炎：系由命门火衰，脾失温煦所致，症见黎明前脐腹作痛，肠鸣即泻，形寒肢冷，腰膝酸软，舌淡苔白，脉沉细。右归丸可以通过温补肾阳对慢性结肠炎起到治疗作用。

【使用注意】

（1）阴虚火旺、心肾不交、湿热下注而扰动精室者慎用。

（2）湿热下注所致阳痿者慎用。

（3）暑湿、湿热、食滞伤胃和肝气乘脾所致泄泻者慎用。

（4）服药期间，忌生冷饮食，慎房事。

（5）方中含肉桂、附子大温大热之品，不宜过量服用。

【用法与用量】 口服，小蜜丸一次 9 g，大蜜丸一次 1 丸，一日 3 次。

恒古骨伤愈合剂

见各论第一章第三节骨折、关节脱位中的"活血益气，补益肝肾类中成药"。

第六节 骨与关节结核

一、概述

（一）概念

骨与关节结核是结核杆菌侵入骨与关节，发生结核病变所致的骨病。本病特点是起病很慢，化脓亦迟，溃后不易收口。因病变在骨与关节，易受机械刺激，多数损伤筋骨，是一种致残率很高的疑难病。中医学称为"骨痨"或"阴疽"。

（二）治疗

1. 西医治疗　主要通过异烟肼、利福平、吡嗪酰胺、乙胺丁醇和链霉素等抗结核药物以及手术进行治疗。

2. 中成药治疗　中成药治疗骨与关节结核不同于化学药物是单靶点的单一调节治疗。中成药是作用于多靶点、多环节的。中成药治疗不仅改善临床症状和生活质量，还大大提高患者的远期疗效。中成药治疗骨与关节结核是标本兼治，急当治其标，缓则治其本，治疗本病以辨证论治为首选方法。

二、中成药的辨证分类

（一）滋阴补肾类

骨与关节结核阴虚火旺者表现为潮热盗汗,咳痰咯血,胸胁闷痛,骨蒸痨咳。

骨与关节结核阴虚火旺者主要的病理变化为淋巴细胞等向血管外渗出,渗出液主要为浆液和纤维蛋白,在渗出性病变中可查到结核分枝杆菌。CT 表现为不同程度的骨质破坏和关节改变。

滋阴补肾类中成药可滋阴降火,补肺止嗽;提高钙浓度,也可以诱导骨吸收。

常用中成药:结核丸。

（二）活血散瘀类

骨与关节结核气滞血瘀者主要的症状是皮肤肿块,皮色不变,亦不破溃,或皮肤漫肿色白,肿胀,疼痛彻骨,溃后难敛,舌质淡白,有瘀斑,脉象细涩等,或有阴疽、痰核等。

活血散瘀类中成药能降低化疗药毒副作用,起到活血化瘀作用,可改善微循环,扩张血管,使病变区血流量增加,提高病变局部的药物浓度,有利于同西药的灭菌抑菌发挥联合作用,改善血运,加速病变骨质修复愈合。

常用的中成药:散结灵胶囊。

（三）活血壮骨类

骨与关节结核关节肿胀者主要的症状是关节疼痛肿胀,活动受限,肌肉萎缩,倦怠乏力,肢体消瘦,面色萎黄。

活血壮骨类中成药作用机制与局部血供改善、化疗药物渗透性得到增强有关。活血壮骨类中成药治疗可以调节患者内环境,达到协同抗结核作用,同时还能有效减轻抗结核药物的毒副作用。

常用中成药:骨痨敌注射液。

三、中成药

（一）滋阴补肾类

结 核 丸

【药物组成】 龟甲(醋制)、牡蛎、鳖甲(醋制)、生地黄、熟地黄、天冬、百部(蜜炙)、阿胶、北沙参、龙骨、紫石英(煅)、麦冬、熟大黄、白及、川贝母、蜂蜡。

【处方来源】 研制方,国药准字 Z20025187。

【功能与主治】 滋阴降火,补肺止嗽。用于阴虚火旺引起的潮热盗汗,咳痰咯血,胸胁闷痛,骨蒸痨咳,肺结核、骨结核属上述证候者。

【临床应用】

（1）骨与关节结核:骨与关节结核的病原菌是结核杆菌,为抗酸分枝杆菌,其中人型结核分枝杆菌是骨与关节结核的最主要病原菌。结核丸具有抗结核分枝杆菌的作用。结核丸采用大批量的甘温药品,与补肾健脾、温阳散寒、杀虫解毒等药物一同起祛邪扶正的作用,对局部与整体兼顾治疗,产生补肾壮骨、健脾养血与散热解毒的效果。与单用西药相比,加用结核丸可使骨与关节结核所致疼痛的治疗效果明显提高。同时,结核丸具有增强免疫力的作用,可以促进骨与关节结核痊愈。

(2)肺结核:结核丸联合常规抗结核方案治疗老年肺结核合并颈部淋巴结核的临床效果较好,能有效促进病灶的吸收。

【使用注意】　外感引起的发热恶寒、咳吐黄痰者忌用。

【用法与用量】　口服,一次1丸,一日2次。骨结核患者每次用生鹿角15 g煎汤服药。

(二)活血散瘀类

散结灵胶囊

【药物组成】　乳香(醋炙)、没药(醋炙)、五灵脂(醋炙)、地龙、木鳖子、当归、石菖蒲、草乌(甘草银花炙)、枫香脂、香墨。

【处方来源】　研制方,国药准字Z11020442。

【功能与主治】　散结消肿,活血止痛。用于阴疽初起,皮色不变,肿硬作痛,瘰疬鼠疮。

【临床应用】

(1)骨与关节结核:散结灵胶囊可以通过改善微循环的作用,对骨与关节结核早期起到治疗作用。

(2)骨髓炎:本品对骨髓炎有较好的治疗作用,能够抑制致病菌与病毒在局部繁殖,控制局部炎症。

(3)淋巴结核:本品对淋巴结核有明显的治疗作用,能通过降低全血黏度、改善外源性凝血等途径发挥活血化瘀的作用。

【使用注意】　孕妇忌服。

【用法与用量】　口服,一次3粒,一日3次。

(三)活血壮骨类

骨痨敌注射液

【药物组成】　三七、黄芪、骨碎补、乳香(制)、没药(制)。

【处方来源】　研制方,国药准字Z20044079。

【功能与主治】　益气养血,补肾壮骨,活血化瘀。用于骨与关节结核、淋巴结核、肺结核等各种结核病及瘤型麻风病等症。

【临床应用】

(1)骨与关节结核:骨痨敌注射液具有增强细胞免疫和抗病原微生物的作用,在治疗骨与关节结核方面,可清除致病因子,使病变组织修复,有较好的远期疗效。

(2)淋巴结核:颈浅表淋巴结核脓肿切开或窦道形成后,局部仍然存在一定数量的结核杆菌,病灶周围有明显的慢性炎症及瘢痕组织,采用骨痨敌注射液给予伤口换药,患者伤口愈合时间明显缩短,表明骨痨敌注射液局部换药配合抗结核药物治疗,可以加快病变吸收,促进伤口愈合。

(3)肺结核:空洞性肺结核患者接受常规抗结核药物联合骨痨敌注射液治疗3个月,痰菌转阴率、空洞闭合率以及临床症状显著改善,表明空洞性肺结核患者接受常规抗结核药物联合骨痨敌注射液治疗可以加快痰菌转阴,促进空洞闭合。

(4) 麻风病:经过对骨痨敌与氨苯砜合用治疗瘤型麻风病进行疗效总结分析,骨痨敌注射液能明显缩短疗程,提高治愈率。

【使用注意】

(1) 骨痨见骨蒸潮热,低热不退者,配合滋阴凉血除蒸药同用。

(2) 月经期停用。

(3) 忌食生冷、油腻食物。

(4) 若发现试剂混浊、沉淀、变色、漏气或瓶身细微破裂,均不能使用。

【用法与用量】 肌内注射,一次 2～4 mL,一日 1～2 次。

思 考 题

1. 骨性关节病用中成药的辨证分类是什么?

2. 骨质疏松证用中成药的辨证分类是什么? 各类代表药都有哪些?

3. 仙灵骨葆胶囊(片)的药效作用是什么?

第四章
内伤用中成药

导学

1. 熟悉脑震荡的概念。
2. 掌握消栓颗粒、清脑复神液的临床应用。
3. 了解各中成药的使用注意。

　　内伤亦称为内损,是中医骨伤科学的重要组成部分。凡人体内部气血、经络、脏腑受损或功能紊乱而产生一系列症状者,统称内伤。骨伤科的内伤与中医内科的内伤在发病原因方面有着根本区别。骨伤科的内伤必须由外力损伤引起,而中医内科的内伤则是由七情、六欲、劳倦、饮食等原因所致。正因为骨伤科的内伤与中医内科的内伤在病因方面有所差异,因此它们之间的病机、症状及治疗方法也是各不相同。骨伤科内伤有着其独特的病机,外伤不仅导致局部皮肉筋骨的损伤,而且每每还能导致脏腑、经络、气血的功能紊乱,因而一系列症状随之而来,所以在整个内伤的诊治过程中,应从整体观念出发,对气血、筋骨、脏腑、经络等之间的病理、生理关系加以研究探讨,才能认识内伤的本质和各种症状之间的关系,这样才能针对患者病情对症下药,有的放矢。中医骨伤内伤根据受伤的部位,分为头部内伤、胸部内伤、腹部内伤、腰部内伤。随着学科的发展和分化,骨伤内伤越来越多地融入了其他相关专科的内容。本章仅对头部内伤中的脑震荡用中成药做一介绍。

第一节　脑震荡概述

一、概念

　　脑震荡是头部外伤后立即出现短暂的脑功能损害的表现,临床上多表现为短暂昏迷及记忆力障碍。脑震荡患者临床上可能表现为生理(头疼、恶心、呕吐、视物模糊、复视、闪光、平衡障碍、声光过敏、耳鸣、眩晕)、精神行为(疲劳、嗜睡、入睡困难、烦躁、抑郁、焦虑)和认知(迟钝、迷蒙、注意力不集中、记忆力下降)等症状。伤后即刻出现定向障碍或意识障碍为其主要症状;伤后24小时内出现平衡功能缺失;伤后48小时内出现反应迟钝及学习能力和记忆力减退。另外,引起脑震荡的外力作用于头部后产生的脑干症状如意识不清、昏迷等通常比较短暂,一般不超过30分钟,并伴有出汗、面色苍白等临床表现,体检可见呼吸浅慢、血压下降、心率迟缓、肌张力弱、生理反射减弱,甚至消失。脑震荡在中医学中又被称为"脑气震动""脑海震动"。

二、治疗

1. 一般治疗　以药物治疗为主。常见药物：① 钙离子拮抗剂：尼莫西平,缓解患者脑血管痉挛症状,降低脑血流速度,增加患者脑血流量,同时能够促进和保护记忆,改善脑循环功能；② 脱水药：甘露醇,减轻脑水肿、降低颅内压,减少并发症；③ 脑代谢激活剂：胞磷胆碱,增强脑部血流和氧的代谢,催眠；④ 自主神经功能调节剂：谷维素,调节自主神经功能紊乱,使心悸、多汗等症状消失。

2. 中成药治疗　中成药防治脑震荡不同于化学药品是单靶点的单一调节治疗。中成药作用于多靶点、多环节。脑震荡是急性病,西药可迅速缓解,但治标不治本,中成药可消除脑震荡的一些症状。

第二节　脑震荡用中成药的辨证分类

脑震荡的病理基础是轴索旋转和拉伸变形。轴索损伤的范围决定了意识丧失和外伤后遗忘的时间长短。中成药治疗脑震荡的基本药效是镇静、镇痛,改善脑损伤、脑血栓,从而改善脑震荡的一些症状。中成药治疗脑震荡是辨证用药,发挥治疗脑震荡的不同药效特点。中成药的常见辨证分类如下。

一、活血化瘀,舒经活络类

脑震荡血瘀证者主要的病理变化是瘀血阻滞,导致气血循环受阻。症见头痛,头晕,烦躁,心悸,健忘,失眠。治宜活血化瘀,舒经活络。

活血化瘀,舒经活络中成药可通窍活血,调理气机,化瘀止痛,舒经活络,改善患者血液流变学,促进血液循环。

常用中成药：脑震宁颗粒、消栓颗粒、七十味珍珠丸、清脑复神液、头痛定糖浆。

二、补益肝肾,理气止痛类

脑震荡肝肾不足者主要的病理变化是脑部动脉已出现粥样硬化,外伤导致血管腔进一步狭窄,脑组织供血不足而缺氧,最终引发局部组织坏死。症见头痛,头晕,恶心,呕吐,烦躁,注意力不集中,甚至会出现中风。治宜补益肝肾,理气止痛。

补益肝肾,理气止痛药可调节脑震荡病理过程,使紊乱的功能恢复正常,增加脑血氧供应。

常见中成药：抑眩宁胶囊。

第三节　脑震荡用中成药

一、活血化瘀,舒经活络类

脑 震 宁 颗 粒

【药物组成】　丹参、当归、川芎、地龙、牡丹皮、地黄、酸枣仁(炒)、柏子仁、茯苓、陈皮、竹茹。

【处方来源】　研制方,国药准字 Z14021119。

【功能与主治】　凉血活血,化瘀通络,养血安神。用于瘀血阻络型脑外伤所致的头痛,头晕,烦躁,心悸,健忘,失眠。

【临床应用】　脑震荡:脑震宁颗粒具有镇静、镇痛作用,可缓解脑震荡的临床症状,如头痛、头晕、烦躁失眠、健忘惊悸、恶心呕吐等症状。

【使用注意】

(1) 孕妇禁用。

(2) 忌辛辣油腻食物。

(3) 虚证头痛慎用。

【用法与用量】　开水冲服,一次 20～30 g,一日 2 次。

消 栓 颗 粒

【药物组成】　黄芪、当归、赤芍、地龙、红花、川芎、桃仁。

【处方来源】　《中国药典》2020 年版第一部。

【功能与主治】　补气,活血,通络。用于脑卒中气虚血瘀所致的半身不遂,口眼歪斜,语言謇涩,面色㿠白,气短乏力,舌质暗淡,脉沉无力。

【临床应用】

(1) 脑震荡:脑震荡是由于头部遭到暴力所引起的脑细胞紊乱而导致神经传导阻滞、脑循环调节障碍、中枢神经系统功能的暂时性障碍,是一种轻型的颅脑损伤。消栓颗粒可抑制神经细胞凋亡,减轻脑损伤,对神经具有一定的保护作用,从而对脑震荡起到治疗作用。

(2) 脑梗死:消栓颗粒可使黏附于受损血管内皮下的血小板启动活化过程,将其颗粒中储存的内容物和激活过程中产生的代谢物释放出来,抑制血栓的形成。消栓颗粒联合阿托伐他汀可缓解脑梗死患者的临床症状,如一侧肢体瘫痪、眩晕、肢麻、昏厥,口舌歪斜,舌强语謇或不语,面色㿠白,倦怠嗜卧,气短乏力,口唇紫暗,脉沉细等。

(3) 眩晕:消栓颗粒可改善椎基底动脉供血不足所引起的眩晕症状,缓解脑血管痉挛,增加脑血流量,改善脑循环及脑组织缺血、缺氧状态,具有较好的临床疗效。

(4) 颈动脉斑块:消栓颗粒可消除或改善颈动脉斑块的形成,改善微循环,抑制血栓形成,改善颈动脉斑块患者的临床症状,如头晕、头部血管搏动与肢体麻木等。

(5) 病毒性心肌炎:消栓颗粒可改善病毒性心肌炎患者的临床症状,抑制外周血淋巴细胞穿孔素表达水平。

【使用注意】

（1）孕妇禁服。

（2）凡阴虚阳亢，风火上扰，痰浊蒙蔽者禁用。

【用法与用量】 口服，一次 4 g，一日 3 次。

七十味珍珠丸

【药物组成】 珍珠、檀香、降香、九眼石、西红花、体外培育牛黄、人工麝香、天竺黄、西红花、甘草、珊瑚、玛瑙、坐台等 70 味。

【处方来源】《中国药典》2020 年版第一部。

【功能与主治】 安神镇静，通经活络，调和气血，醒脑开窍。用于中风、瘫痪、半身不遂、癫痫、脑出血、脑震荡、心脏病、高血压及神经症性障碍。

【临床应用】

（1）脑震荡：脑震荡患者临床可能表现为烦躁易怒、焦虑等精神行为，七十味珍珠丸具有镇静、抗惊厥、改善脑缺血再灌注损伤的作用，治疗脑震荡具有较好的作用。

（2）血管性头痛：七十味珍珠丸可改变血液流变学，改善血管性头痛患者的临床症状，增加脑血管流量，改善脑部微循环，促进脑部神经和细胞功能的恢复。

（3）中风后遗症：七十味珍珠丸具有抗脑血栓的作用，可改善中风后遗症患者脑组织微循环，促进淤血溶解吸收及侧支循环建立，促进神经再生与修复，具有一定的临床疗效。

（4）阿尔茨海默病：七十味珍珠丸具有改善学习记忆的能力，可改善阿尔茨海默病患者的临床症状，如智力功能退化，逐渐不言不语、表情冷漠、憔悴不堪，甚至大小便失禁、容易感染，可抑制血栓形成，改善阿尔茨海默病患者的微循环，提高其记忆能力。

【使用注意】 服药期间，禁食陈旧、酸性食物。

【用法与用量】 研碎后开水送服，重病患者一日服 1 g，每隔 3～7 日服 1 g。

清脑复神液

【药物组成】 人参、黄芪、当归、鹿茸（去皮）、菊花、薄荷、柴胡、决明子、荆芥穗、丹参、远志、五味子、枣仁、莲子心、麦冬、百合、竹茹、黄芩、桔梗、陈皮、茯苓、甘草、半夏（制）、枳壳、干姜、石膏、冰片、大黄、木通、黄柏、柏子仁、莲子肉、知母、石菖蒲、川芎、赤芍、桃仁（炒）、红花、山楂、牛膝、白芷、藁本、蔓荆子、葛根、防风、羌活、钩藤、地黄。

【处方来源】 研制方，国药准字 Z51020737。

【功能与主治】 清心安神，化痰醒脑，活血通络。用于神经衰弱、失眠、顽固性头痛、脑震荡后遗症所致的头痛、眩晕、健忘、失眠等症。

【临床应用】

（1）脑震荡后遗症：清脑复神液具有止痛作用，可缓解脑震荡后遗症患者的临床症状，如头痛、头晕、耳鸣、记忆力减退、心悸失眠、多梦、情绪不稳等，有较好的临床效果。

（2）失眠：清脑复神液具有催眠作用，可有效改善患者入睡难、易惊醒等临床症状，减轻患者痛苦，具有一定的临床疗效。

（3）椎动脉型颈椎病：清脑复神液可改善椎动脉型颈椎病患者的临床症状，如头晕、头痛、恶心呕吐、颈部不适或疼痛等，扩张血管，改善血液循环，有较好的临床效果。

（4）偏头痛：清脑复神液可改善偏头痛患者的临床症状，减轻头痛程度，降低发作频率，且患者耐受性良好，无明显毒副作用。

（5）抑郁症：清脑复神液可改善抑郁症患者的临床症状，如注意力不集中、焦虑等，养血安神，疏肝理气，明显改善抑郁症症状。

【使用注意】

（1）孕妇慎用。

（2）对酒精过敏者慎用。

【用法与用量】　口服，轻症一次 10 mL，重症一次 20 mL，一日 2 次。

头 痛 定 糖 浆

【药物组成】　石仙桃。

【处方来源】　研制方，国药准字 Z35020445。

【功能与主治】　养阴，清热，止痛。用于神经性头痛、脑震荡后遗症等。

【临床应用】

（1）脑震荡后遗症：头痛定糖浆具有催眠作用，能缓解眩晕、耳鸣、恶心、失眠、记忆力减退等脑震荡后遗症的临床表现。

（2）头痛：头痛定糖浆具有镇痛作用，可用于治疗头痛。

（3）更年期综合征：头痛定糖浆可改善更年期患者的临床症状，如烘热汗出、心烦易怒、心悸耳鸣、失眠多梦等，具有较好的疗效。

【使用注意】　糖尿病患者禁用。

【用法与用量】　口服，一次 15～20 mL，一日 2～3 次。

二、补益肝肾，理气止痛类

抑 眩 宁 胶 囊

【药物组成】　苍耳子(炒)、菊花、胆南星、黄芩、竹茹、牡蛎(煅)、山楂、陈皮、白芍、生铁落、茯苓、枸杞子。

【处方来源】　研制方，国药准字 Z10983109。

【功能与主治】　平肝潜阳，降火涤痰，养血健脾，祛风清热。用于肝阳上亢、气血两虚、痰湿中阻型眩晕症。

【临床应用】

（1）脑震荡后遗症：脑震荡后遗症会有头晕等症状，抑眩宁胶囊联合天麻钩藤饮能降低纤维蛋白原、血浆黏度、红细胞聚集指数水平，改善患者血液流变学指标，促进机体局部血液循环，增加脑血氧供应，治疗脑震荡后遗症的眩晕。

（2）椎动脉型颈椎病：眩晕是椎动脉型颈椎病的症状之一。抑眩宁胶囊具有镇痛和改善血液流变学的作用，可以通过改善眩晕对椎动脉型颈椎病起到治疗作用。

【使用注意】　不可过量服用。

【用法与用量】　口服，一次 4～6 粒，一日 3 次。

思 考 题

1. 脑震荡用中成药的辨证分类是什么？
2. 清脑复神液临床应用于哪些疾病？

主要参考书目

［1］朱立国，于杰.外科与骨伤科中成药合理应用手册［M］.北京：人民卫生出版社，2010.

［2］陆念祖.陆氏伤科外用药精粹［M］.北京：中国中医药出版社，2015.

［3］朱立国.常见病中成药临床合理使用丛书骨伤科分册［M］.北京：华夏出版社，2015.

［4］程少丹.骨伤科中成药应用咨询［M］.上海：上海交通大学出版社，2018.

［5］施杞.中医骨内科学［M］.北京：人民卫生出版社，2018.

［6］史晓林，张文风.骨伤方药学［M］.北京：中国中医药出版社，2020.

［7］苗明三，方晓艳.中国中成药名方药效与应用丛书［M］.北京：科学出版社，2021.

［8］陈子珺，董志颖.中成药学［M］.上海：上海科学技术出版社，2021.

［9］程少丹，肖涟波.肩周炎咨询［M］.上海：上海交通大学出版社，2015.